Bartosz Chmielnicki

Pulsqualitäten der chinesischen Medizin auf einen Blick

2. Auflage

Die korrekte chinesische Aussprache der Pulsbezeichnungen ist auf der Website des Verlags – www.kiener-verlag.de – als Audiodatei unter https://t1p.de/r0u1 aufrufbar, gesprochen von Cong Ma und Petra Zimmermann.

Bartosz Chmielnicki

Pulsqualitäten der chinesischen Medizin auf einen Blick

Mit 32 Abbildungen

Übersetzung aus dem Englischen von Petra Zimmermann

2. Auflage

KIENER

Titel der Originalausgabe
Jakości Pulsu, Compleo, Katowice, Polen, first published in 2012;
englische Ausgabe: Pulse Qualities, Compleo, Katowice, Poland

Hinweis für den Benutzer
Die Ratschläge/Informationen in diesem Buch sind von Autor und Verlag sorgfältig erwogen und geprüft, dennoch kann eine Garantie nicht übernommen werden. Eine Haftung des Autors bzw. des Verlags und seiner Beauftragten für Personen-, Sach- und Vermögensschäden ist ausgeschlossen.

Bibliografische Information der Deutschen Nationalbibliothek
Die Deutsche Nationalbibliothek verzeichnet diese Publikation in der Deutschen Nationalbibliografie; detaillierte bibliografische Daten sind im Internet über www.dnb.de abrufbar.

Übersetzung aus dem Englischen von Petra Zimmermann, Braunschweig
Herstellung: Kadja Gericke, Herrenberg
Zeichnungen: Marta Szudyga; Zofia Oslislo, Katowice (Icons);
Henriette Rintelen, Velbert (S. 9)
Umschlaggestaltung: SpieszDesign, Neu-Ulm
Druck und Bindung: Generál Druckerei GmbH, Szeged/Ungarn

ISBN 978-3-948442-19-4

www.kiener-verlag.de

Inhalt

Vorwort

Vor einiger Zeit fasste ich den Entschluss, an der Compleo-Schule für TCM in Kattowitz (Polen) die Pulsdiagnose zu unterrichten. Während ich mich auf diesen Kurs vorbereitete, stellte ich fest, dass es zwei große Probleme bei dem Versuch gibt, diese Informationen zu vermitteln. Eines hängt mit der Nomenklatur und der Unvertrautheit der Kursteilnehmer mit den chinesischen Schriftzeichen bei den Punktbezeichnungen zusammen. Das zweite Problem besteht einfach in der Tatsache, dass es den Kursteilnehmern schwer fällt, sich 28 Pulsbeschreibungen zu merken. Diese Erkenntnis weckte den Wunsch in mir, die Pulsdiagnose auf solche Weise zu unterrichten, dass sich jeder Kursteilnehmer ein gründliches Verständnis der elementaren Pulsqualitäten aneignen kann.

Nach einigem Suchen kam ich auf die Idee, die chinesischen Schriftzeichen als symbolische comicartige Zeichnungen darzustellen, die die wesentlichen Merkmale eines jeden Pulses widerspiegeln. Eine Schlange, die der Form eines Blutgefäßes gleicht, wurde die Hauptfigur meiner Bilder. Zusätzlich entwickelte ich Icons, die die Stärke der verschiedenen Qualitäten abbilden, die wir beim Tasten des Pulses spüren. Mit Hilfe dieser beiden Lösungen entstand eine übersichtliche Tabelle der Pulse mit ihren chinesischen Bezeichnungen, Schlangenbildern und der Pulsintensität. Dieses Büchlein wurde erstellt, um Studierenden wie Therapeuten das Verständnis des von mir geschaffenen Posters zu erleichtern.

Dieses Buch ist keine Anleitung zur Pulsdiagnostik, sondern lediglich ein einfaches, schnelles Hilfsmittel, um die elementaren Pulsqualitäten zu erlernen. Diejenigen, die sich ein tiefer gehendes Wissen über die chinesische Pulsdiagnose aneignen möchten, seien auf die folgenden Bücher verwiesen, die als Grundlage für dieses Buch dienten:

- Sean Walsh, Emma King: „Pulse Diagnosis: A Clinical Guide“
- Qiao Yi, Al Stone: „Traditional Chinese Medicine Diagnosis Study Guide“
- Yang Shou-Zhong: „The Pulse Classic: A Translation of the Mai Jing“

Besonders möchte ich Frances Turners elektronische Veröffentlichung „Chinese Pulse Images“ empfehlen. Die meisten Beschreibungen der chinesischen Bezeichnungen, die in diesem Büchlein verwendet werden, basieren auf ihren Erläuterungen.

Bartosz Chmielnicki

Puls an der Arteria radialis

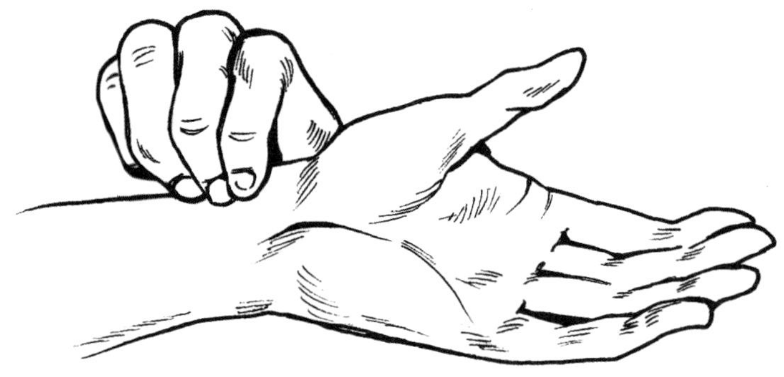

Drei Positionen der Pulsuntersuchung:

- ➜ *cun* – distal: spiegelt den Zustand des Oberen Erwärmers wider
- ➜ *guan* – mittig (auf der Höhe des Processus styloideus radialis): spiegelt den Zustand des Mittleren Erwärmers wider
- ➜ *chi* – proximal: spiegelt den Zustand des Unteren Erwärmers wider

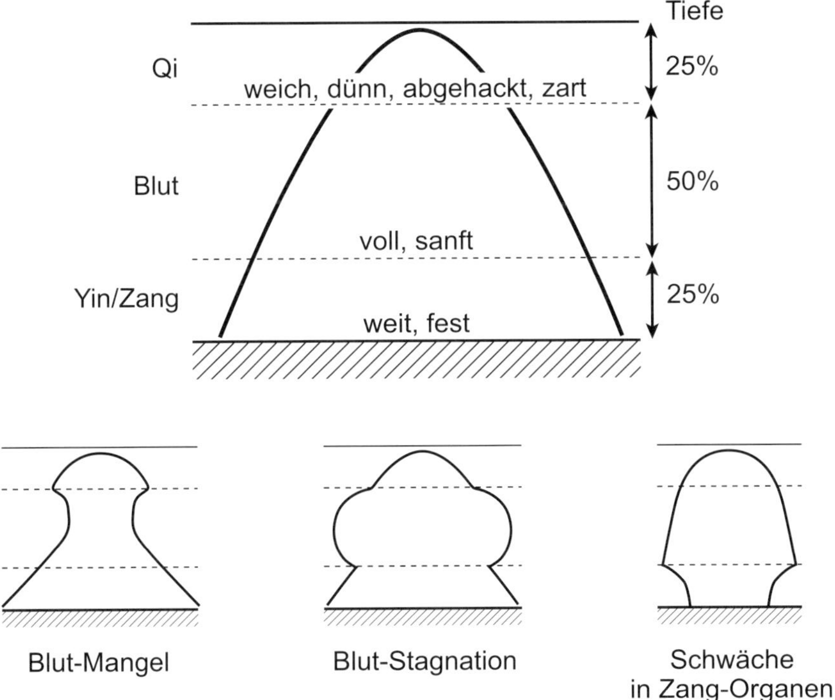

Drei Ebenen der Pulsuntersuchung:

→ oberflächlich: spiegelt den Zustand des Qi wider

→ mittig: spiegelt den Zustand des Blutes wider

→ tief: spiegelt den Zustand der inneren Organe wider

Wie untersucht man den Puls auf korrekte Weise?

Den Mittelfinger auf die Höhe des Processus styloideus radii des Patienten und Zeige- und Ringfinger darüber bzw. darunter legen.

Den Puls mit allen drei Fingern an allen Positionen tasten, um einen allgemeinen Eindruck vom Puls zu erhalten. Die erste Ebene, auf der man den Puls fühlt, ist die oberflächliche Ebene.

Mit den Fingern bis zu dem Moment des vollständigen Verschlusses Druck ausüben, bis man den Knochen unter den Fingerspitzen spürt. Dann sanft den Druck lösen; der erste Moment, wenn man wieder den Puls fühlt, ist die tiefe Ebene.

Langsam mit dem Druck nachlassen und die Finger zurück zur oberflächlichen Ebene heben. Dazwischen ist die mittlere Ebene zu tasten.

Zuerst benennt man den allgemeinen Eindruck des Pulses – ist er leicht oder schwer zu tasten, stark oder schwach, schnell oder langsam, dominieren Volumen oder Wandspannung deutlich.

Dann versucht man, folgende Eigenschaften genauer zu bestimmen:

- → Breite
- → Tiefe
- → Länge
- → Stärke
- → Wandspannung
- → Geschwindigkeit
- → Rhythmus
- → Wellenkontur

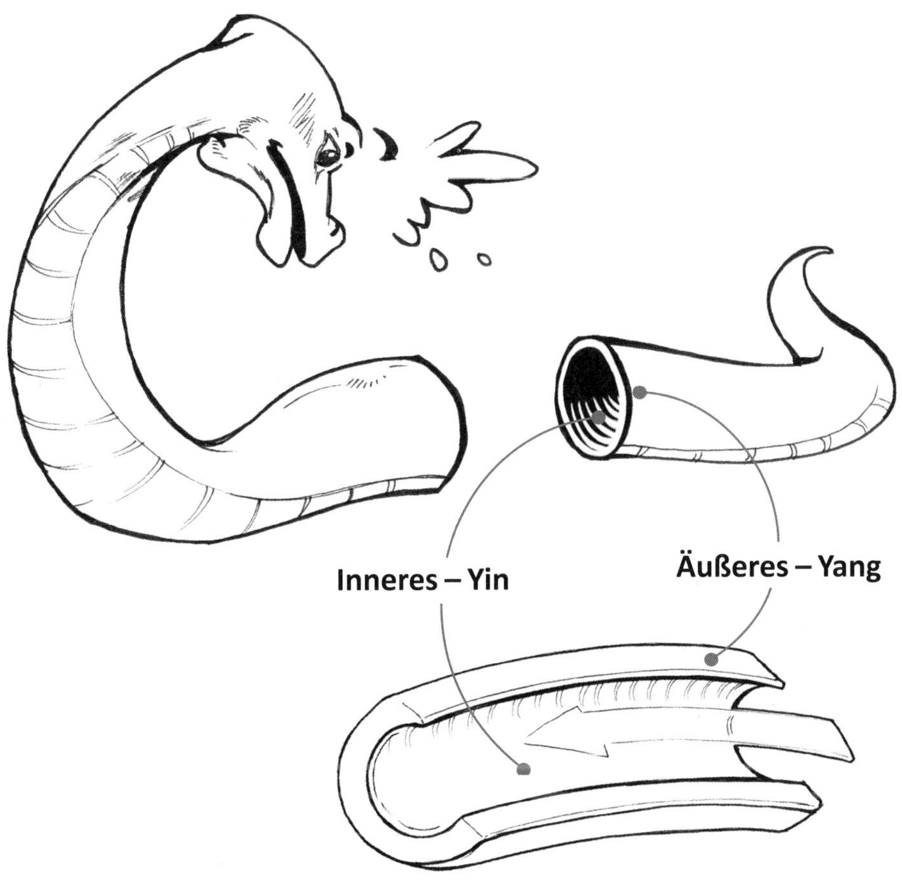

Qi und Yang manifestieren sich in einer Spannung der Gefäßwand.
Der Zustand von Jinye, Blut und Yin spiegelt die Füllung des Gefäßes wider.

Normaler Puls

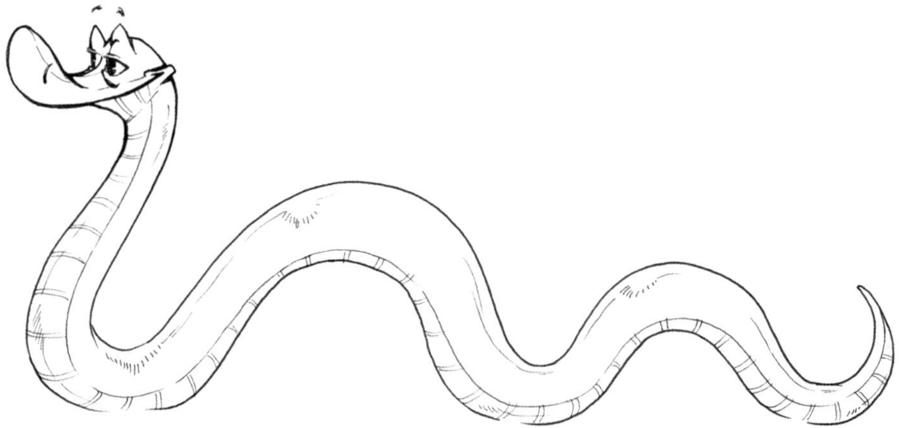

Normaler Puls

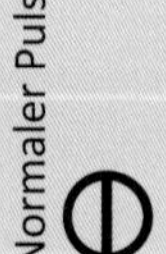

Breite

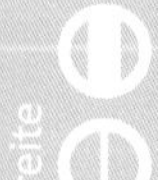

Länge

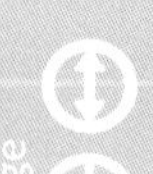

Tiefe

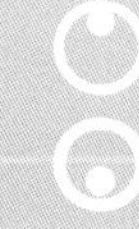

Geschwindigkeit

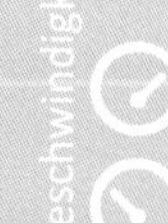

Rhythmus

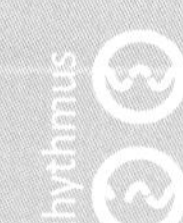

Stärke

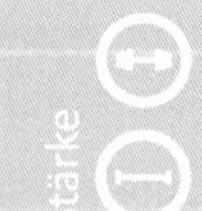

Wandspannung

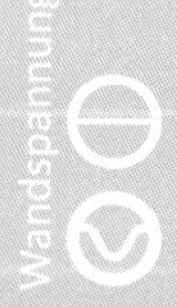

Der normale Puls hat drei klassische Eigenschaften:

- Er besitzt Magen-Qi. Dies beschreibt die Kraft der unter den Fingerspitzen fließenden Pulswelle, was von der Interaktion von Qi und Blut abhängt.

- Er hat Shen, was bedeutet, dass er ruhig, regelmäßig und durch eine konstante Frequenz und angemessene Kraft gekennzeichnet ist.

- Er ist verwurzelt, d. h. es kann ein starker, verwurzelter Puls an der *Chi*-Position auf der tiefen Ebene (in der Nähe des Knochens) getastet werden.

Pulsbreite

Der Zustand von Qi, Blut und Flüssigkeiten spiegelt sich in der Breite des Pulses wider.

Erhöhte Breite

Eine erhöhte Breite hat folgende Ursachen:

- Das Gefäß ist von innen durch übermäßige Hitze geweitet
- Yin-Mangel führt zu Yang-Exzess

} Yang-Hyperaktivität

- Vorhandensein von Exzessen mit Yin-Charakter

Pulse, die durch eine erhöhte Breite gekennzeichnet sind:

→ *shimai*

→ *laomai*

→ *hongmai*

→ *jinmai* (leicht zitternd)

→ *gemai*

→ *koumai*

→ *sanmai*

→ *huamai* (leicht schlüpfriges Gefühl)

→ *xumai*

⦶ Geringere Breite

Die geringere Breite ist durch Leere-Zustände mit Yin-Aspekten bedingt.

Pulse, die durch eine geringere Breite gekennzeichnet sind:

→ *ximai*

→ *weimai*

→ *rumai*

→ *ruomai*

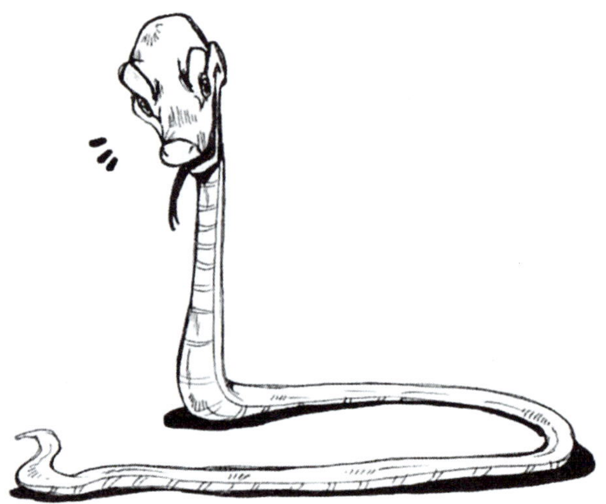

Normaler Puls

Breite 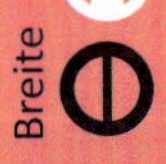

Länge 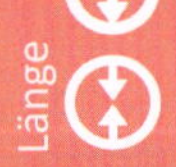

Tiefe 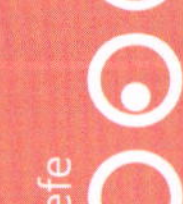 

Geschwindigkeit 

Rhythmus 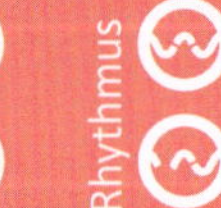 

Stärke 

Wandspannung 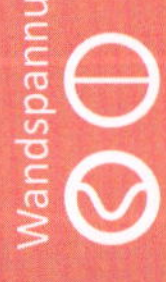 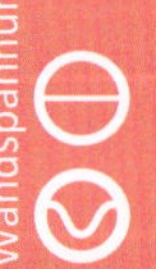

細脈 *xìmài* – dünner, fadenförmiger Puls

Analyse des Schriftzeichens 細 *xì*

Besteht aus zwei Teilen.

- Linker Teil: 糸 *mi* oder *si,* zeigt einen dünnen Seidenfaden
- Rechter Teil: Phonetischer Bestandteil
- Gesamtzeichen: ›dünn, fein‹

Merkmale

Der linke Teil des Pulsnamens – dünner Seidenfaden – beschreibt eigentlich schon genau das, was unter den Fingern zu spüren ist.

Ursachen

Der dünne Puls kann sich bei Yin-, Blut- oder Flüssigkeiten-Mangel bilden, wenn das Gefäß nicht aufgefüllt werden kann.
Der dünne Puls kann auch ein Hinweis darauf sein, dass das Gefäß durch Feuchtigkeit in der Umgebung verengt ist.

Wellenkontur

schlüpfrig

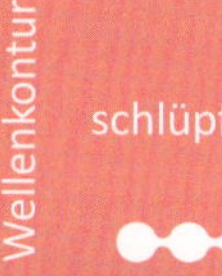

abgehackt

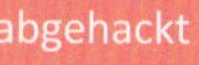

überflutend

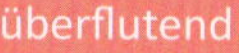

bewegt

Pulstiefe

Das Blut folgt der Qi-Bewegung. Die Lokalisation von Prozessen und der Zustand des Yang-Aspektes des Qi spiegeln sich in der Tiefe des Pulses wider.

Oberflächlicher Puls

Beim oberflächlichen Puls bewegen sich Qi und Blut in Richtung Körperoberfläche:

- Angriff äußerer Pathogene – Wei-Qi kämpft an der Oberfläche mit dem Pathogen
- Yin-Mangel – unkontrolliertes Yang bewegt sich zur Oberfläche

Pulse, die oberflächlich getastet werden können:

→ *fumai*

→ *shimai*

→ *gemai*

→ *koumai*

→ *sanmai*

→ *rumai*

⊙ Tiefer Puls

Beim tiefen Puls können Qi und Blut nicht die Körperoberfläche erreichen:

- Qi und Blut sind durch in die Tiefe eingedrungene äußere Pathogene blockiert
- Yang-Qi- und Blut-Mangel

Tiefe Pulse:

→ *chenmai*

→ *fumai*

→ *laomai*

→ *ruomai*

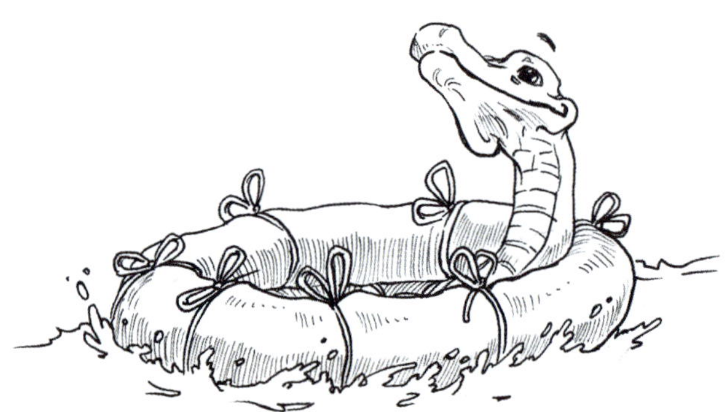

浮脈 *fúmài* – oberflächlicher Puls

Analyse des Schriftzeichens 浮 *fú*

Besteht aus zwei Teilen.

- Linker Teil: verkürzte Form von 水 *shui* = Wasser
- Rechter Teil: 孚 *fu* = Vertrauen, Zuversicht; Hand einer Mutter, die ihr Kind beschützt
- Gesamtzeichen: Bild eines auf dem Wasser treibenden Nestes, in dem sich ein Vogel um seine Brut kümmert

Merkmale

Der oberflächliche Puls ist auf der oberflächlichen Ebene am stärksten und schwächt sich bei stärkerem Fingerdruck ab, ist aber immer noch tastbar.

Ursachen

Der oberflächliche Puls weist auf ein Pathogen hin, das das Yang-Qi an der Oberfläche blockiert.
Aufgrund eines Yin-Mangels ist das Yang-Qi nicht verwurzelt und steigt zur Oberfläche auf, was durch den oberflächlichen, beschleunigten, dünnen Puls angezeigt wird.

Wellenkontur

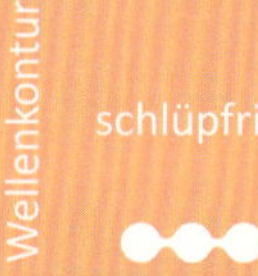

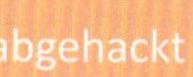

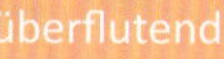

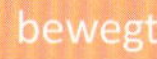

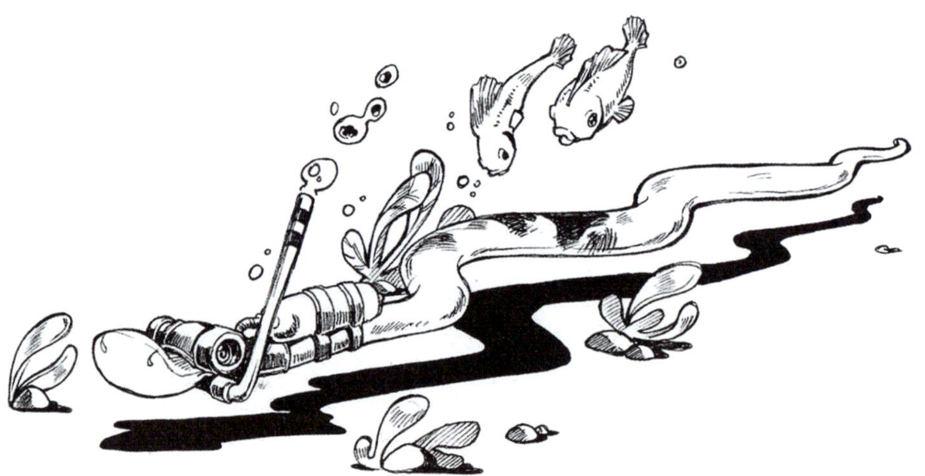

Normaler Puls

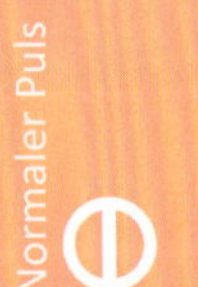

Breite

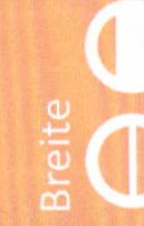

Länge

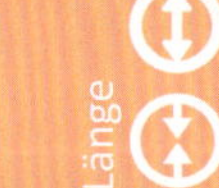

Tiefe

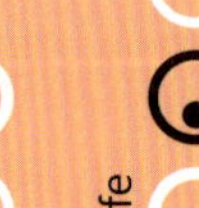

Geschwindigkeit

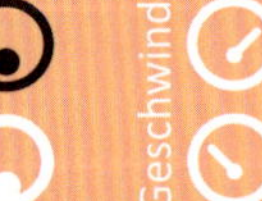

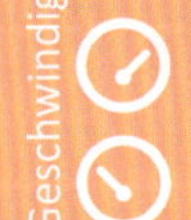

Rhythmus

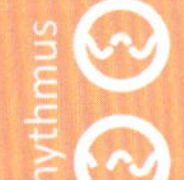

Stärke

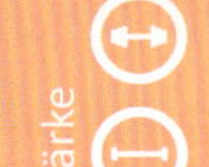

Wandspannung

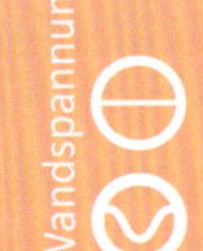

沉脈 *chénmài* – tiefer Puls

Analyse des Schriftzeichens 沉 *chén*

Besteht aus zwei Teilen.

- Linker Teil: verkürzte Form von 水 *shui* = Wasser
- Rechter Teil: 冗 *rong* = Mensch oder kleiner Tisch unter einem Dach oder einer Abdeckung
- Gesamtzeichen: ein Ort, der von Wasser bedeckt ist, mit der Bedeutung ›tief‹

Merkmale

Der tiefe Puls kann auf der tiefen Ebene am stärksten getastet werden.

Ursachen

Der Zustand des Yang-Qi spiegelt sich in der Pulstiefe wider. Deshalb kann der tiefe Puls bei einer Yang-Qi-Schwäche auftreten.
Das Yang-Qi kann auch durch ein in die Tiefe eingedrungenes Pathogen im Inneren gebunden sein. In diesem Fall weist der tiefe Puls auf eine Stagnation hin.

Wellenkontur

schlüpfrig

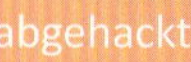

abgehackt

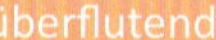

überflutend

bewegt

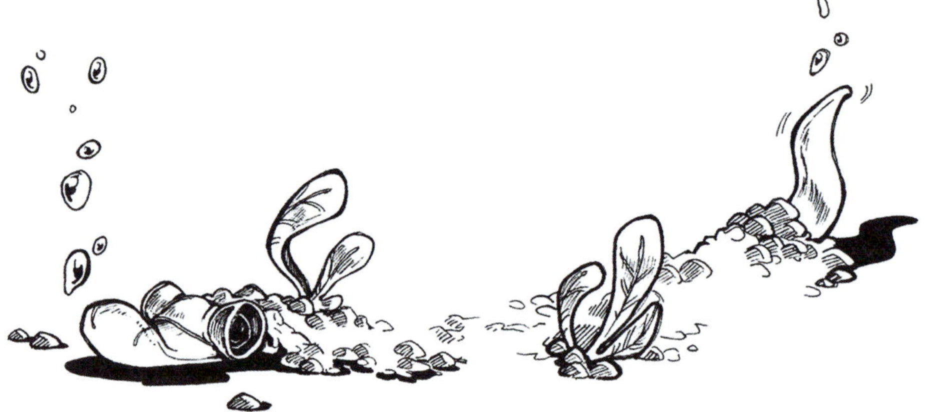

Normaler Puls

Breite

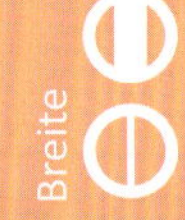

Länge

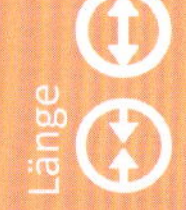

Tiefe

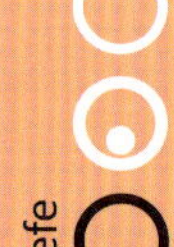

Geschwindigkeit

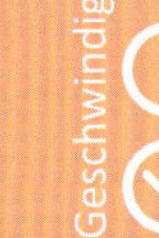

Rhythmus

Stärke

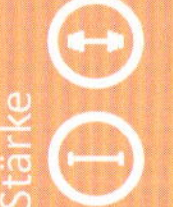

Wandspannung

伏脈 *fúmài* – verborgener Puls

Analyse des Schriftzeichens 伏 *fú*

Besteht aus zwei Teilen.

- Linker Teil: verkürzte Form von 人 *ren* = Mensch
- Rechter Teil: 犬 *quan* = Hund
- Gesamtzeichen: Beschreibung einer Situation, in der ein Mensch einen Hund nachahmt und sich duckt, wie ein Soldat, der sich vor seinen Feinden versteckt

Merkmale

Der verborgene Puls ist nur auf der tiefen Ebene (genau über dem Knochen) tastbar.
Er kann als Steigerung des tiefen Pulses betrachtet werden.

Ursachen

Dieser Puls steht für ernstere Erkrankungen als der tiefe Puls, aber hängt vor allem mit dem Zustand der Yang-Energie zusammen:

- Ist er verborgen und schwach, dann zeigt dies einen schweren Yang-Mangel (und damit einhergehende Kälte) an
- Ist er verborgen und stark, deutet dies auf eine schwere Stagnation der Yang-Energie tief im Inneren des Körpers hin, die von einem äußeren Pathogen oder einer tief sitzenden Stagnation (von Nahrung, Schleim, toxischer Hitze, Hitze aufgrund innerer Hyperaktivität des Wei-Qi) ausgehen kann.

Wellenkontur

schlüpfrig

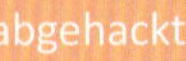

abgehackt

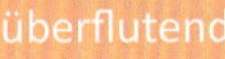

überflutend

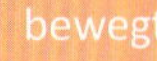

bewegt

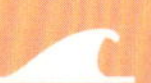

→ Pulslänge

Die Länge des Pulses ist eine Funktion des Yang-Qi.

↕ Erhöhte Länge

Die erhöhte Länge wird durch eine Hyperaktivität des Yang-Qi verursacht.

Langer Puls:

→ *changmai*

Geringere Länge

Eine geringere Länge ist durch folgende Faktoren bedingt:

- Qi-Schwäche
- Pathogen blockiert das Gefäß

Kurze Pulse:

→ *duanmai*

→ *dongmai*

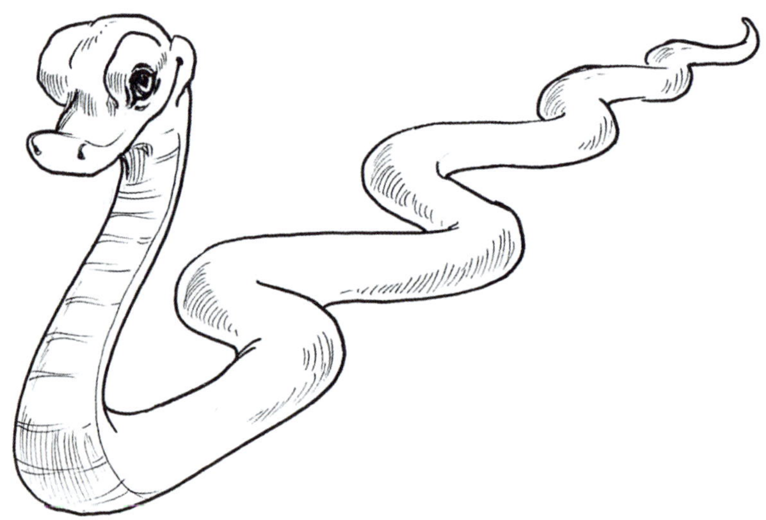

Normaler Puls

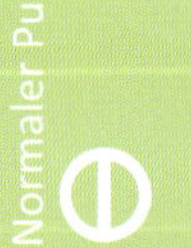

Breite

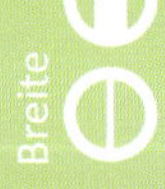

Länge

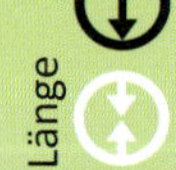

Tiefe

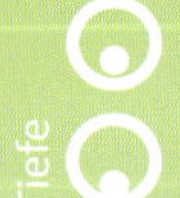

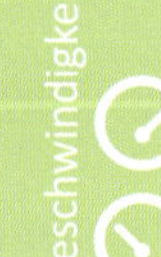

Geschwindigkeit

Rhythmus

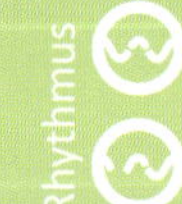

Stärke

Wandspannung

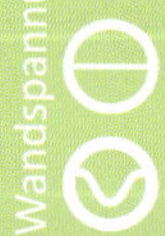

長脈 *chángmài* – langer Puls

Analyse des Schriftzeichens 長 *cháng*

Hat seinen Ursprung in einem frühen Piktogramm, das einen Mann mit langem Haar zeigt.

Merkmale

Der lange Puls kann an allen drei Positionen sowie hinter der *Chi-* und/oder der *Cun*-Position getastet werden.

Ursachen

Der lange Puls kann einen gesunden Zustand widerspiegeln, aber auch bei Yang-Exzessen auftreten, etwa bei Hitze oder aufsteigendem Leber-Yang.

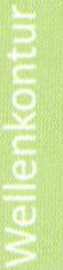

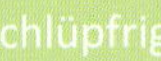

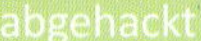

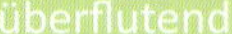

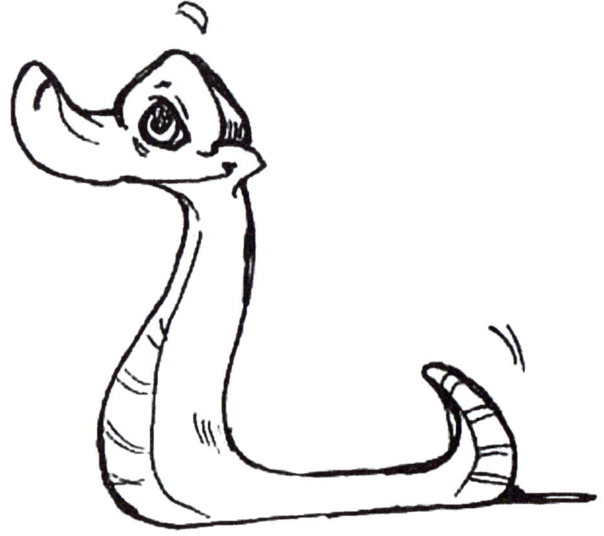

Normaler Puls
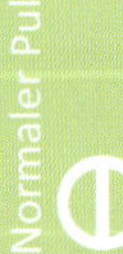
Breite
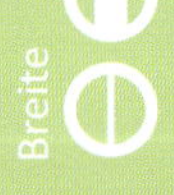
Länge
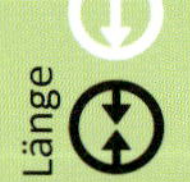
Tiefe
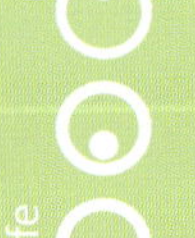
Geschwindigkeit
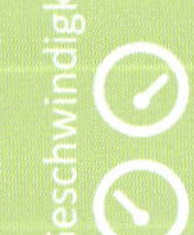
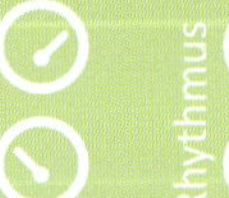
Rhythmus

Stärke
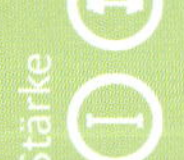
Wandspannung
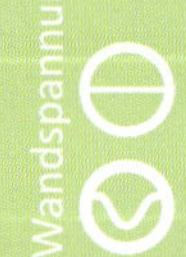

短脈 *duǎnmài* – kurzer Puls

Analyse des Schriftzeichens 短 *duǎn*

Besteht aus zwei Teilen.

- Linker Teil: 矢 *shi* = Pfeil (kurze Form des Speeres)
- Rechter Teil: 豆 *dou* = Speise in einem Gefäß oder Bohne
- Gesamtzeichen: eine Ansammlung kurzer Objekte

Merkmale

Der kurze Puls kann an mindestens einer Position nicht getastet werden.

Ursachen

Er tritt bei einer Qi-Stagnation als Folge von Qi-Schwäche oder Exzessen auf.

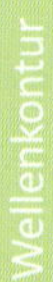

schlüpfrig

abgehackt

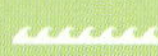

überflutend

bewegt

→ Pulsstärke

Die Stärke des Pulses spiegelt die Vitalität des Qi wider.

Erhöhte Stärke

Die erhöhte Stärke kommt durch folgende Faktoren zustande:

- Wei-Qi kämpft mit einem Pathogen
- Qi- und Blut-Stagnation

Starke Pulse:

→ *shimai*

→ *laomai*

→ *jinmai*

→ *dongmai*

→ *hongmai*

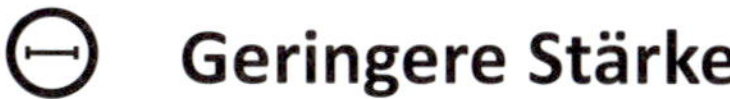

Geringere Stärke

Qi-Schwäche und Blut-Mangel sorgen für eine geringere Stärke des Pulses.

Schwache Pulse:

- → *xumai*
- → *weimai*
- → *rumai*
- → *ruomai*
- → *semai*
- → *sanmai*
- → *koumai*
- → *gemai*

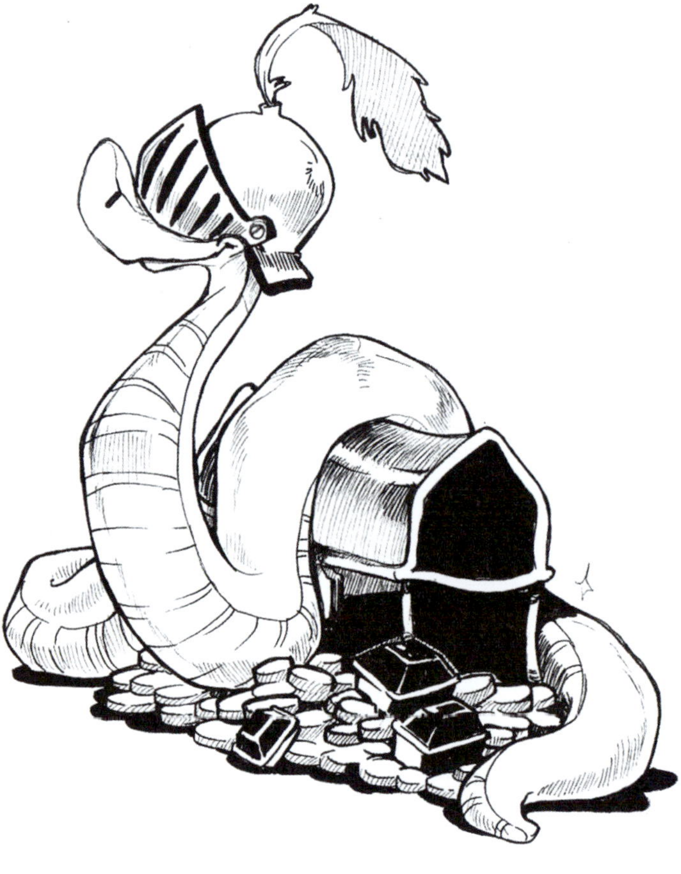

Normaler Puls 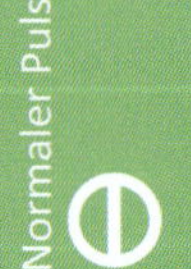

Breite 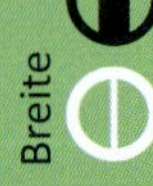

Länge 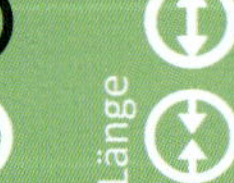

Tiefe 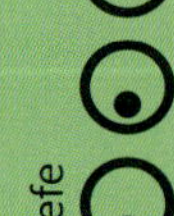

Geschwindigkeit 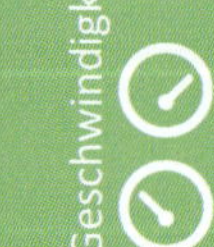 

Rhythmus 

Stärke 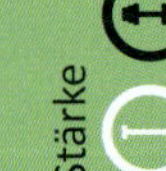

Wandspannung 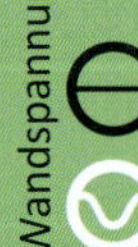 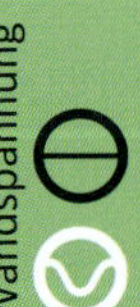

實脈 *shímài* – voller Puls

Analyse des Schriftzeichens 實 *shí*

- Oben: Dach
- Unten: eine Schnur mit Münzen und Meeresschneckenhäuser
- Gesamtzeichen: eine Schatzkammer voller Güter; substanziell, stabil, fest. Im alten China wurden Meeresschneckenhäuser als Zahlungsmittel verwendet.

Merkmale

- erhöhte Stärke
- erhöhte Wandspannung
- erhöhte Breite
- auf allen drei Ebenen tastbar

Ursachen

Der volle Puls resultiert aus einem Kampf zwischen starkem Wei-Qi und einem starken Pathogen. Er kann auch ein verstärktes Hitze-Syndrom (toxisch, stagnierend usw.) anzeigen.

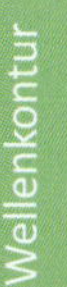

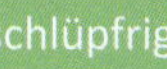

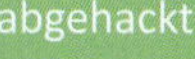

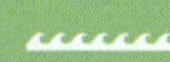

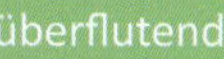

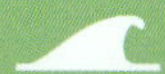

bewegt

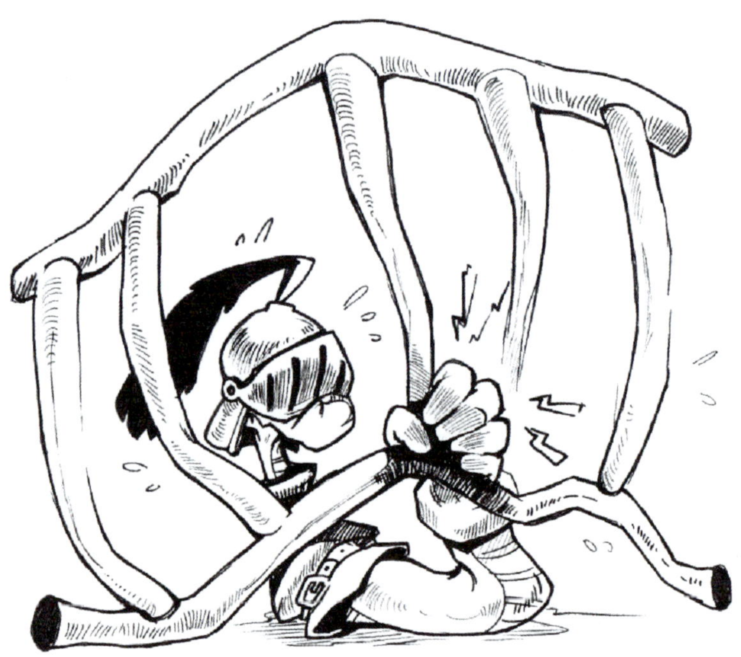

Normaler Puls 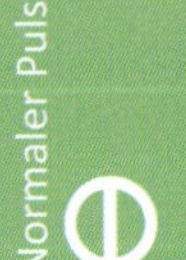

Breite 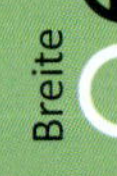 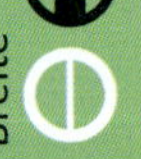

Länge 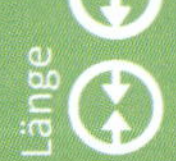

Tiefe 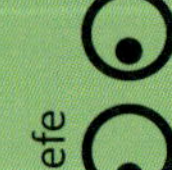 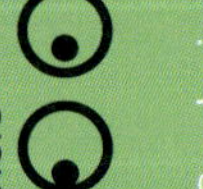

Geschwindigkeit  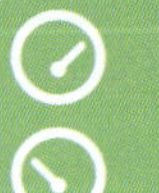

Rhythmus  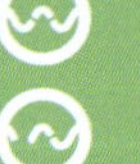

Stärke 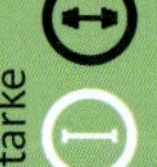

Wandspannung 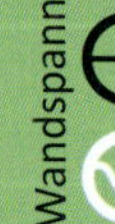 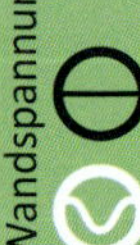

牢脈 *láomài* – eingepferchter Puls

Analyse des Schriftzeichens 牢 *láo*

- Oben: Dach
- Unten: Ochse oder Kuh
- Gesamtzeichen: Ochse oder Kuh, die in einem Stall eingepfercht sind. Dieses Bild erinnert an eine große, drinnen bleibende Kraft.

Merkmale

- erhöhte Stärke
- erhöhte Wandspannung
- erhöhte Breite
- auf der tiefen Ebene tastbar

Ursachen

Der eingepferchte Puls ist die Folge eines Kampfes zwischen Wei-Qi und einem Pathogen, der tief im Inneren stattfindet. Diese Situation kann auftreten, wenn ein äußeres Pathogen ins Innere vordringt. Es kann aber auch die Folge eines direkten Kälte-Befalls sein, der beispielsweise den Darm oder Uterus betrifft.

Wellenkontur

schlüpfrig

abgehackt

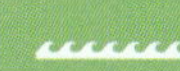

überflutend

bewegt

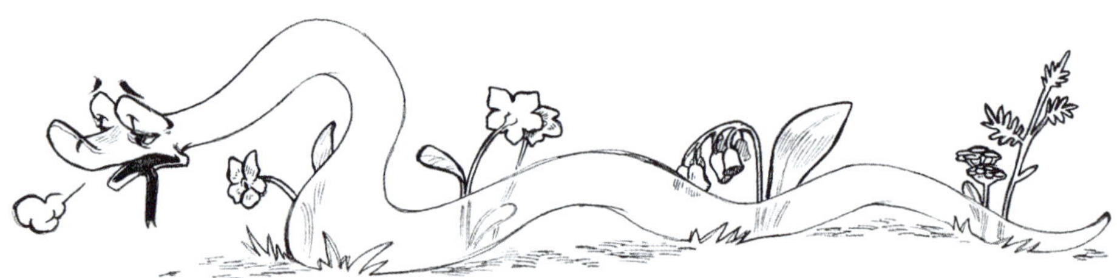

Normaler Puls

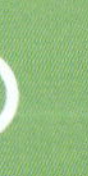

Breite

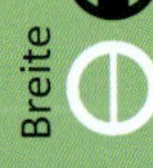

Länge

Tiefe

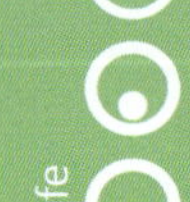

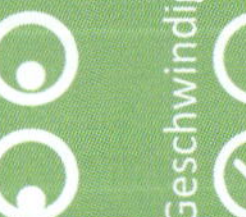

Geschwindigkeit

Rhythmus

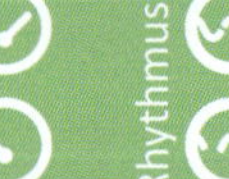

Stärke

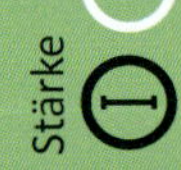

Wandspannung

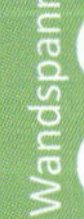

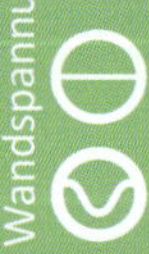

虚脈 *xūmài* – leerer Puls

Analyse des Schriftzeichens 虚 *xū*

- Oben: Tiger
- Unten: Hügel
- Gesamtzeichen: zeigt einen Tiger, der auf einem Hügel liegt. Tiger leben in der Wildnis. Wildes, karges Land enthält nichts, weshalb dieses Schriftzeichen Leere abbildet.

Merkmale

Der leere Puls wird leicht durch erhöhten Fingerdruck verschlossen.

Ursachen

Dieser Puls weist auf eine Qi-Schwäche hin.

Wellenkontur

schlüpfrig

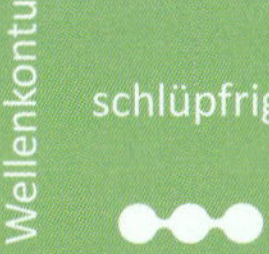

abgehackt

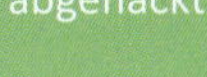

überflutend

bewegt

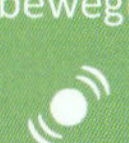

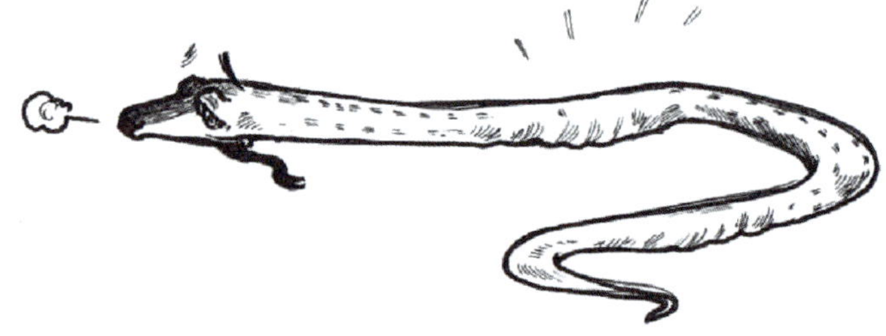

Normaler Puls
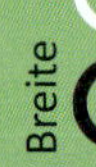

Breite
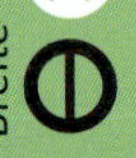

Länge
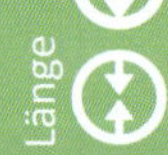

Tiefe

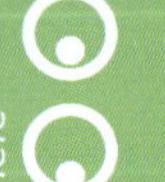

Geschwindigkeit

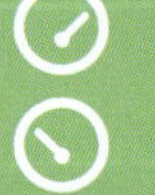

Rhythmus

Stärke
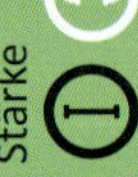
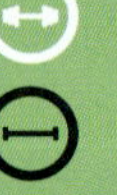

Wandspannung
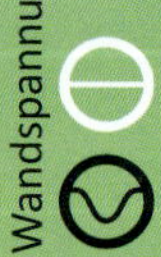

微脈 *wēimài* – verschwindender Puls

Analyse des Schriftzeichens 微 *wēi*

Besteht aus drei Teilen.

- Links: das Radikal für ›gehen‹
- In der Mitte: eine Pflanze
- Rechts: eine Hand, die einen Stock hält
- Gesamtzeichen: die Pflanze wird in dünne Fasern zerhauen, die man kaum spüren kann

Merkmale

Der verschwindende Puls ist kaum zu tasten:

- sehr schwach
- dünn
- hat eine viel geringere Wandspannung
- kann selbst bei sehr leichtem Druck verschlossen werden

Ursachen

Der verschwindende Puls ist ein Hinweis auf eine schwere, lang anhaltende Qi-Schwäche und einen Blut-Mangel, kann aber auch aus einem Schock (Yang-Kollaps) resultieren.

Wellenkontur

schlüpfrig

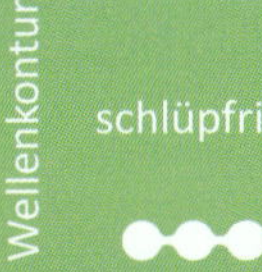

abgehackt

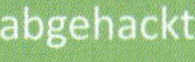

überflutend

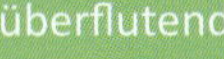

bewegt

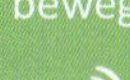

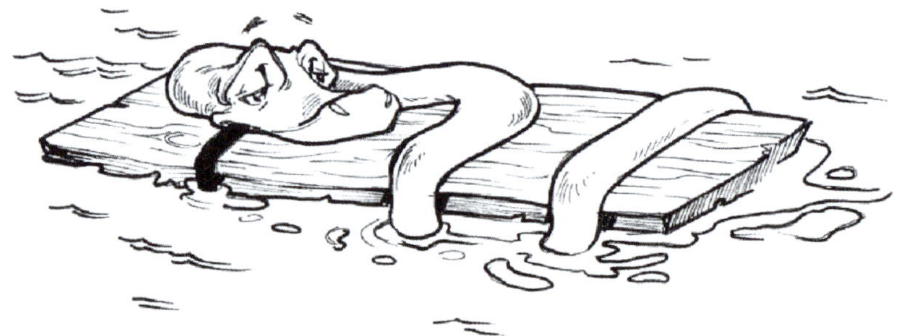

Normaler Puls

Breite

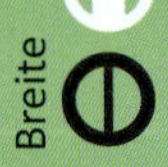

Länge

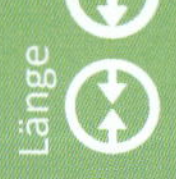

Tiefe

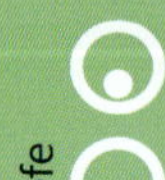

Geschwindigkeit

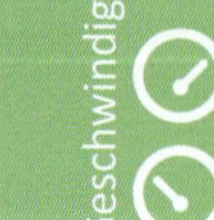

Rhythmus

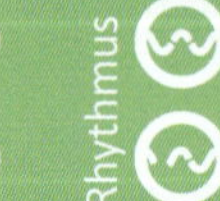

Stärke

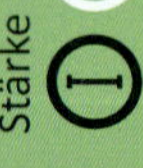

Wandspannung

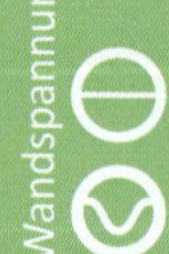

濡脈 *rúmài* – durchnässter Puls

Analyse des Schriftzeichens 濡 *rú*

Besteht aus drei Teilen.

- Links: verkürzte Form von 水 *shui* = Wasser
- Rechts oben: vom Himmel fallender Regen
- Rechts unten: Pflanze
- Gesamtzeichen: vermittelt die Vorstellung von Feuchtigkeit, aber auch Weichheit (wie gekochtes Fleisch). Die klassische Beschreibung dieses Pulses ist ein Faden im Wasser.

Merkmale

- kraftlos
- dünn
- auf der oberflächlichen Ebene tastbar
- zart – kann leicht verschlossen werden

Ursachen

Dieser Puls kann äußere Feuchtigkeit anzeigen. Er kann auch die Folge einer Qi-Schwäche oder eines Blut- oder Yin-Mangels sein, der das Yang entwurzelt und dieses zur Oberfläche aufsteigen lässt.

Wellenkontur

schlüpfrig

abgehackt

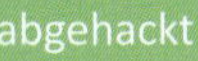

überflutend

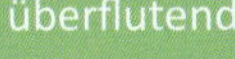

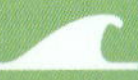

bewegt

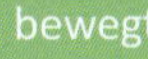

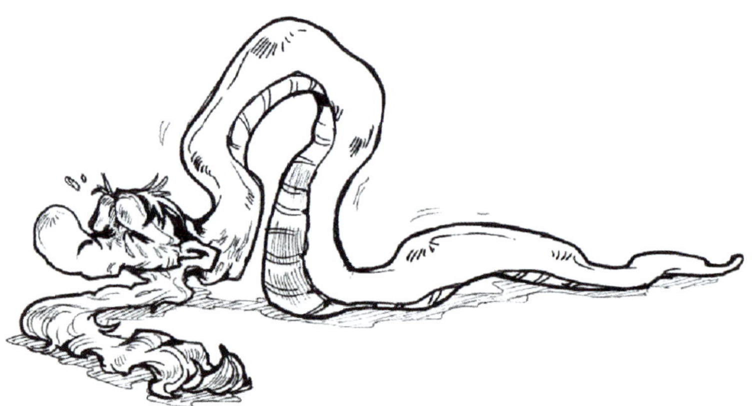

Normaler Puls 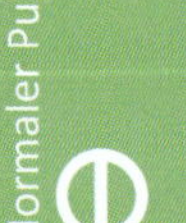
Breite 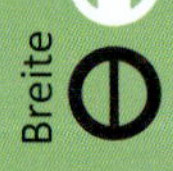
Länge 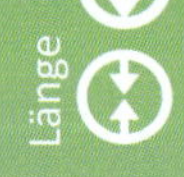
Tiefe 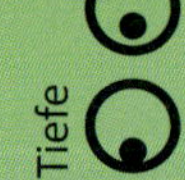 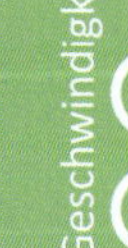
Geschwindigkeit 
Rhythmus 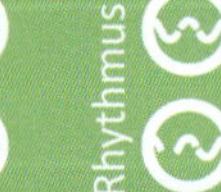 
Stärke  
Wandspannung 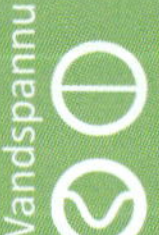

弱脈 *ruòmài* – schwacher Puls

Analyse des Schriftzeichens 弱 *ruò*

Zeigt zwei Flügel eines Yang-Vogels mit bogenförmigen Federn. Dies ist eine Darstellung vom Gefieder eines Yang-Vogels, das zart, schwach und fragil ist.

Merkmale

- kraftlos
- dünn
- zart – kann leicht verschlossen werden
- auf der tiefen Ebene tastbar

Ursachen

Dieser Puls zeigt eine schwache Konstitution an. Er kann auch auf eine (vor allem Yang-)Qi-Schwäche und einen Blut-Mangel hindeuten.

Wellenkontur

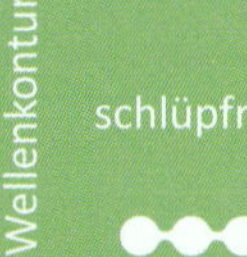

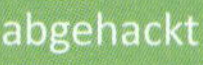

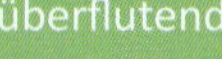

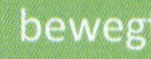

→ Gefäßwandspannung

Die Wand des Gefäßes spiegelt den Zustand des Qi wider, besonders dessen Yang-Aspekt.

⊖ Erhöhte Wandspannung

Eine erhöhte Wandspannung ist durch eine Qi-Stagnation bedingt.

Pulse mit erhöhter Wandspannung:

- → *xianmai*
- → *jinmai*
- → *gemai*
- → *koumai*
- → *shimai*
- → *laomai*

Geringere Wandspannung

Qi-Schwäche und Blut-Mangel verursachen eine geringere Wandspannung.

Pulse mit geringerer Wandspannung:

→ *sanmai*

→ *weimai*

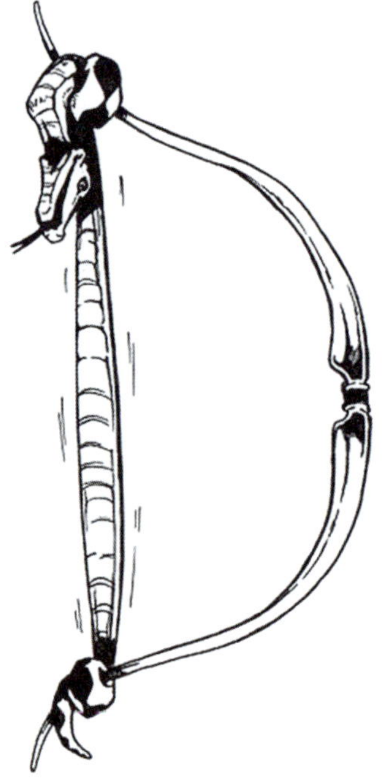

Normaler Puls
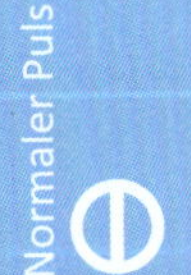

Breite
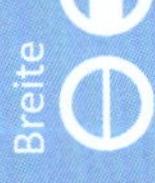

Länge
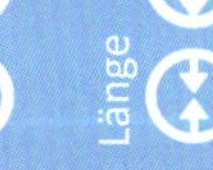

Tiefe
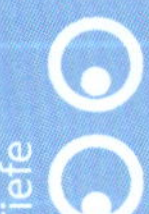

Geschwindigkeit

Rhythmus
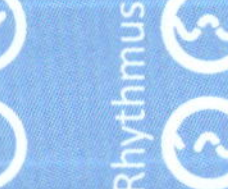

Stärke
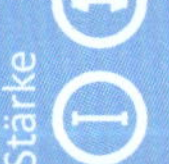

Wandspannung
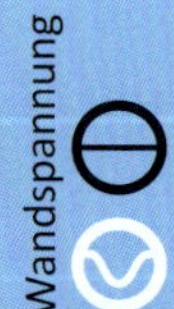

弦脈 *xiánmài* – drahtiger (saitenförmiger) Puls

Analyse des Schriftzeichens 弦 *xián*

Besteht aus zwei Teilen.

- Links: Bogen
- Rechts: Faden
- Gesamtzeichen: ein gespannter Bogen oder Saite eines Instruments

Merkmale

Ein drahtiger Puls ist durch eine erhöhte Wandspannung charakterisiert. Dadurch kann das Gefäß bei verstärktem Fingerdruck nur schwer verschlossen werden.

Ursachen

Eine erhöhte Wandspannung spiegelt eine Qi-Stagnation wider, die durch folgende Faktoren verursacht werden kann:

- Störungen des Holz-Elements (Leber, Gallenblase)
- Schmerzen
- Feuchtigkeit und/oder Schleim

Wellenkontur

schlüpfrig

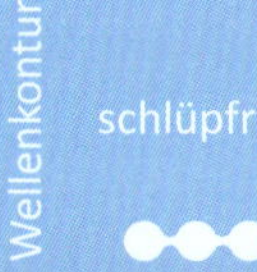

abgehackt

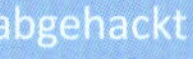

überflutend

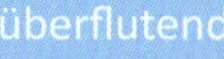

bewegt

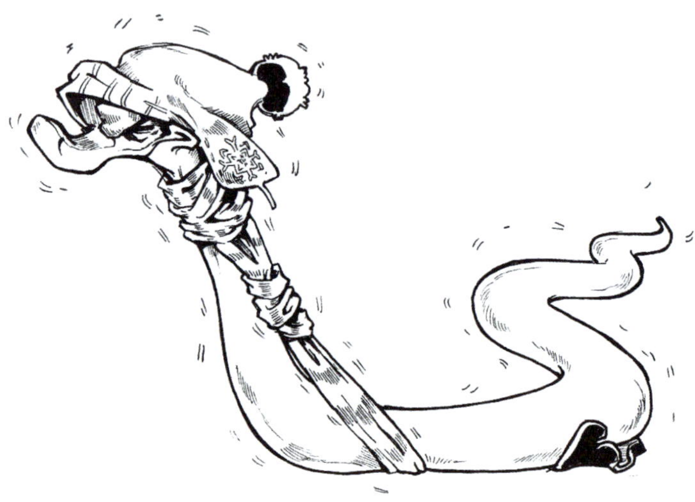

Normaler Puls
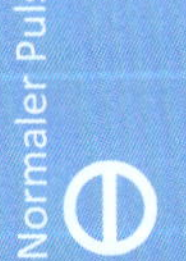

Breite
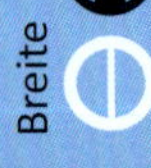

Länge
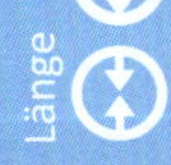

Tiefe
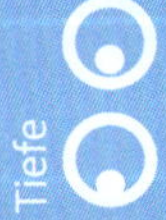

Geschwindigkeit
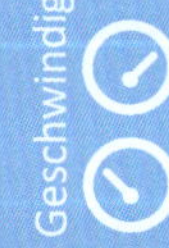

Rhythmus
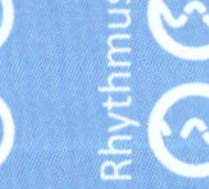

Stärke

Wandspannung
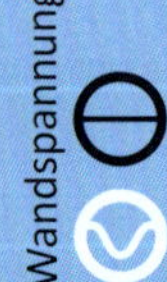

緊脈 *jǐnmài* – straffer Puls

Analyse des Schriftzeichens 緊 *jǐn*

Besteht aus drei Teilen.

- Oben links: Minister
- Oben rechts: Hand; beide zusammen vermitteln die Vorstellung von einem Beamten, der seine Untertanen mit fester Hand regiert, sowie im weiteren Sinn Festigkeit und Stabilität
- Unten: Seide
- Gesamtzeichen: straffe Bindung

Merkmale

- erhöhte Wandspannung
- erhöhte Stärke
- Zittern, das den Eindruck von erhöhter Breite erzeugt

Ursachen

Ein straffer Puls ist typisch bei Kälte. Er kann auch bei Schmerzen und Nahrungsstagnation auftreten.

Wellenkontur

schlüpfrig

abgehackt

überflutend

bewegt

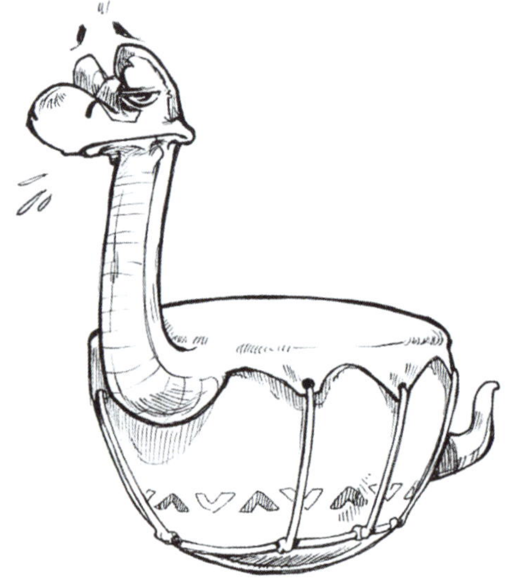

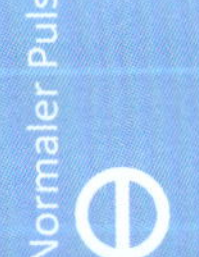
Normaler Puls

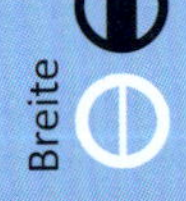
Breite

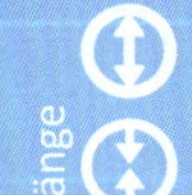
Länge

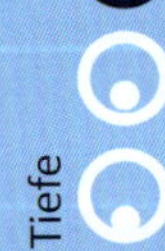
Tiefe

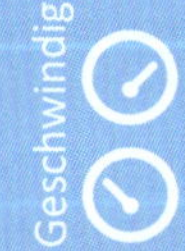
Geschwindigkeit

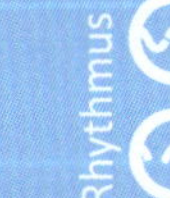
Rhythmus

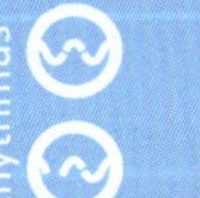

Stärke

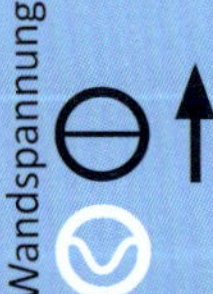
Wandspannung

革脈 *gémài* – Trommelpuls

Analyse des Schriftzeichens 革 *gé*

Das Schriftzeichen stellt eine ausgebreitete rohe Schafshaut dar, d. h. eine Haut, die beispielsweise auf eine Trommel gespannt ist.

Merkmale

- deutlich erhöhte Gefäßwandspannung
- erhöhte Breite
- geringere Stärke
- auf der oberflächlichen Ebene am stärksten tastbar
- Tendenz zum Verschluss unter starkem Fingerdruck – Eindruck von innerer Leere

Ursachen

Wenn bei Flüssigkeitsverlust das Gefäß nicht aufgefüllt werden kann, vermag ein plötzlicher Kälte-Angriff eine deutliche Spannung der Gefäßwand und ein Aufsteigen des Pulses zur Oberfläche zu erzeugen.
Solch ein Pulsbild kann auch durch einen plötzlichen Verlust einer großen Flüssigkeitsmenge (darunter auch Blut) bedingt sein. Unkontrolliertes Yang lässt den Puls zur Oberfläche aufsteigen und verursacht die Spannung der Wand; die im Mangelzustand befindlichen Flüssigkeiten sind nicht in der Lage, das Gefäß zu füllen.
Der Unterschied zwischen *gemai* und *koumai* liegt in der Intensität der Wandspannung.

Wellenkontur

schlüpfrig

abgehackt

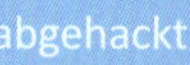

überflutend

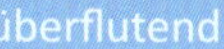

bewegt

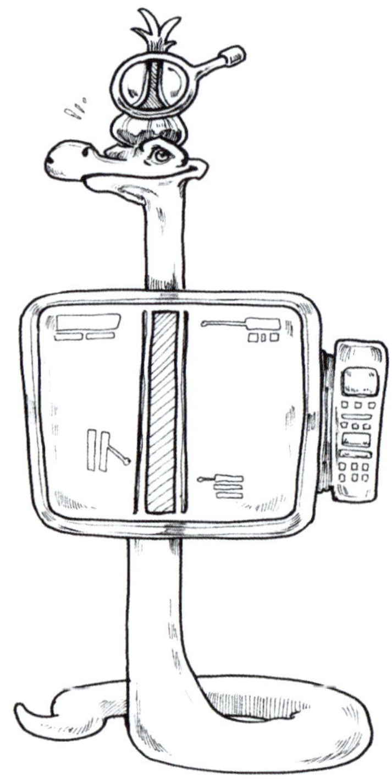

Normaler Puls
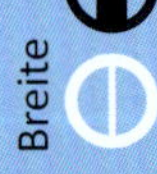

Breite
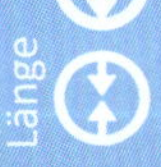

Länge
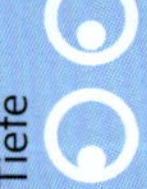

Tiefe
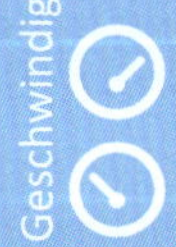

Geschwindigkeit
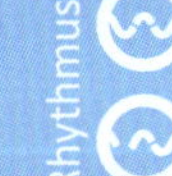

Rhythmus

Stärke
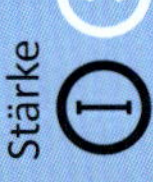

Wandspannung
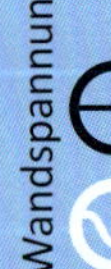
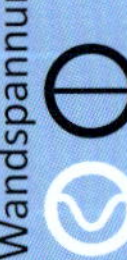

芤脈 *kōumài* – hohler Puls, Schalottenpuls

Analyse des Schriftzeichens 芤 *kōu*

Besteht aus drei Teilen.

- Oben: Schriftzeichen für Gras
- Unten links: Kind
- Unten rechts: Schwalbe; beide zusammen zeigen das Bild einer Schwalbe, die ihre Brut versorgt. Weil Schwalben ihre Nester in Löchern chinesischer Lehmhäuser bauen, vermitteln diese beiden Schriftzeichen die Vorstellung von etwas Leerem, Hohlem.
- Gesamtzeichen: Pflanze, die hohl ist, wie eine Schalotte

Merkmale

- leicht erhöhte Wandspannung
- erhöhte Breite
- geringere Stärke
- auf der oberflächlichen Ebene stark tastbar
- kann leicht verschlossen werden, aber selbst dann ist die Wand zu tasten

Ursachen

Der hohle Puls spiegelt Yang ohne Yin wider. Solch eine Situation kann bei Blutverlust auftreten, wenn der Puls hohl und leer ist, oder bei Yin-Mangel, wenn der Puls hohl und beschleunigt ist.
Der Unterschied zwischen *gemai* und *koumai* liegt in der Intensität der Wandspannung.

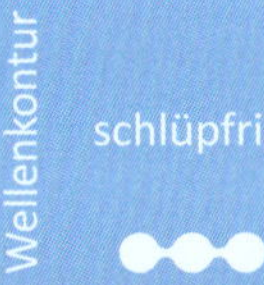

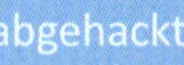

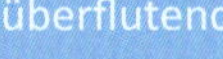

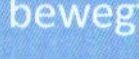

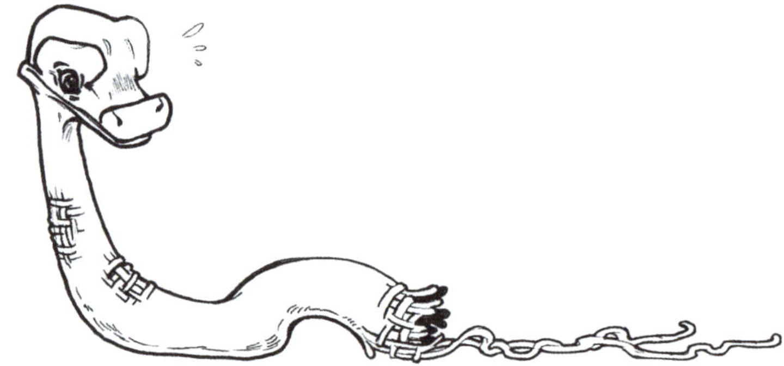

Normaler Puls
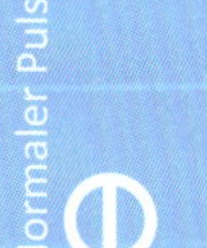

Breite
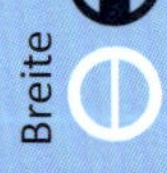

Länge
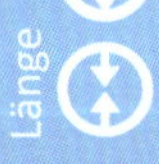

Tiefe
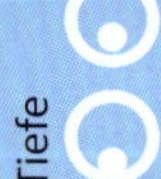
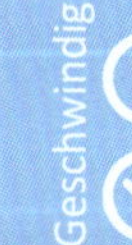

Geschwindigkeit

Rhythmus
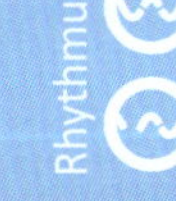

Stärke

Wandspannung
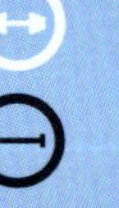
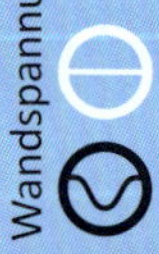

散脈 *sǎnmài* – verstreuter Puls

Analyse des Schriftzeichens 散 *sǎn*

Besteht aus drei Teilen.

- Links oben und unten: Fleischfasern
- Rechts: eine Hand, die einen Stab hält
- Gesamtzeichen: das Zerhauen eines Fleischstückes, das sich in Fasern auflöst; symbolisiert ›verstreuen‹, ›auflösen‹, ›auseinanderlaufen‹

Merkmale

- geringere Spannung der Gefäßwand ohne klar feststellbare Grenzen
- geringere Stärke
- erhöhte Breite
- auf der oberflächlichen Ebene stark tastbar
- sehr leicht zu verschließen

Ursachen

Der verstreute Puls ist die Folge einer schwer wiegenden Qi-Schwäche und eines Blut-Mangels, wenn ein Yang-Mangel eine geringere Wandspannung und Stärke erzeugt und ein Yin-Mangel dazu führt, dass das Gefäß nicht gefüllt wird. Dadurch kann es leicht verschlossen werden. Dieser Puls kann auch durch eine Yuan-Qi-Schwäche bedingt sein.

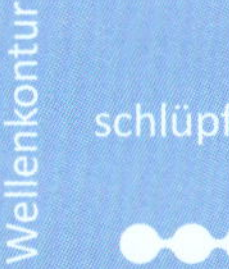

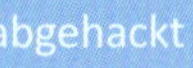

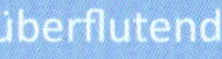

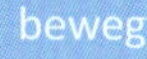

→ Pulsgeschwindigkeit

Die Geschwindigkeit spiegelt vor allem den Zustand des Yang-Qi als einer das Blut bewegenden Kraft wider.

Erhöhte Geschwindigkeit

Eine erhöhte Geschwindigkeit wird durch Yang-Hyperaktivität verursacht:

- Vorhandensein eines Yang-Pathogens
- innere Hitze
- Yin-Mangel

Schnelle Pulse:

→ *shuomai*

→ *jimai*

→ *cumai*

→ *dongmai*

Geringere Geschwindigkeit

Wenn die Yang-Aktivität nicht ausreicht, kommt es zu einer geringeren Geschwindkeit. Ursachen hierfür sind:

- Kälte
- Yang-Mangel

Langsame Pulse:

→ *huanmai*

→ *chimai*

→ *jiemai*

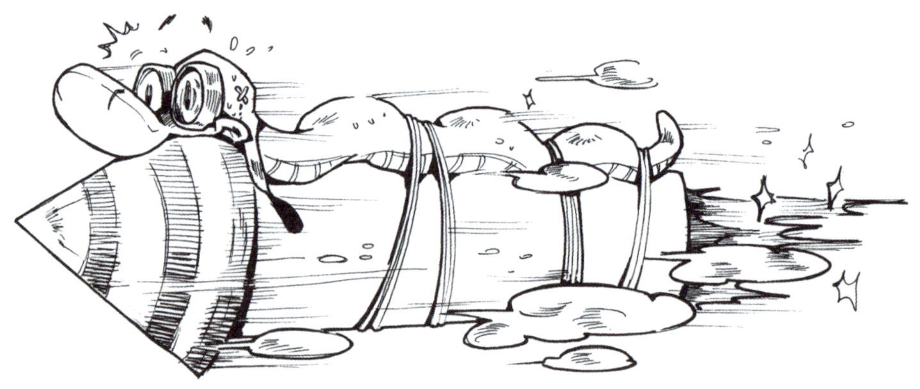

Normaler Puls
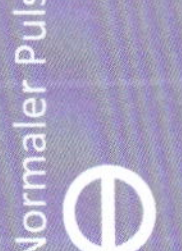

Breite
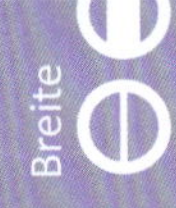

Länge
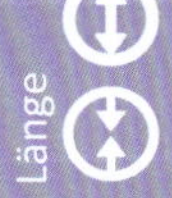

Tiefe
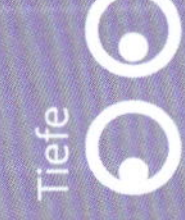

Geschwindigkeit
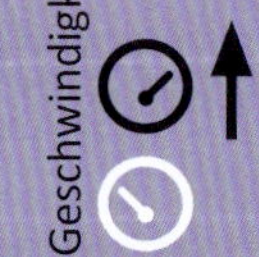

Rhythmus
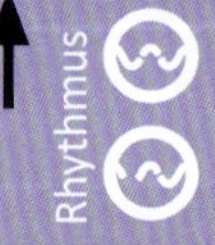

Stärke
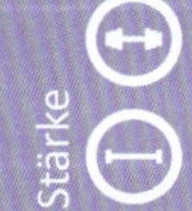

Wandspannung
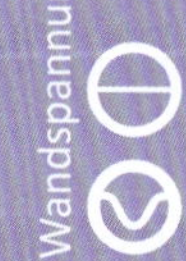

疾脈 *jímài* – rasender Puls

Analyse des Schriftzeichens 疾 *jí*

Besteht aus zwei Teilen.

- Außen: ein im Bett liegender Mensch, mit der Bedeutung ›Krankheit‹
- Innen: 矢 *shi* = Pfeil
- Gesamtzeichen: eine akute Situation, etwa bei einer schweren Krankheit

Merkmale

Der rasende Puls ist sehr schnell und durch mehr als sieben Herzschläge pro Atemzug definiert.

Ursachen

Solch ein schneller Puls kann aus einer Yin-Erschöpfung resultieren (in diesem Fall ist er rasend und schwach) oder aber aus übermäßiger Hitze (dann ist er rasend und stark).
In beiden Fällen ist die Lage des Patienten ernst.

Wellenkontur

schlüpfrig
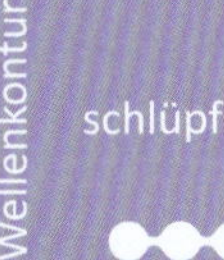

abgehackt
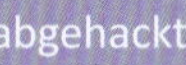

überflutend
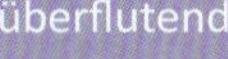

bewegt
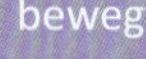

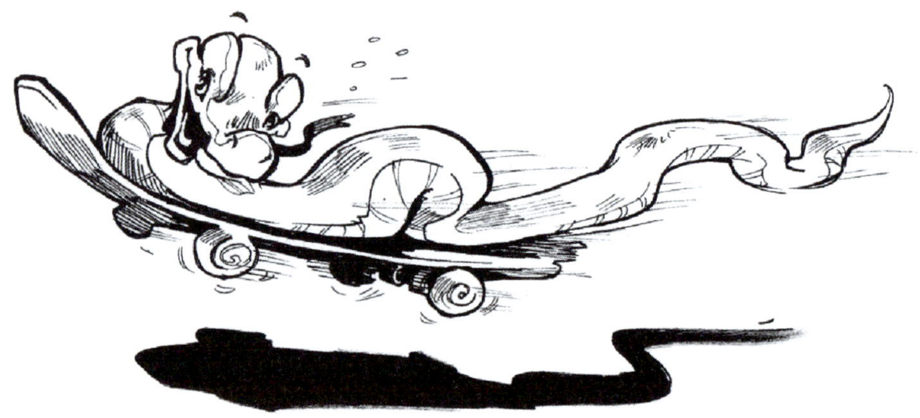

Normaler Puls
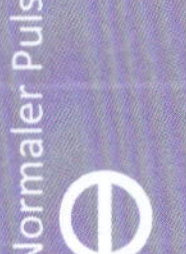

Breite
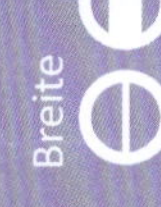

Länge
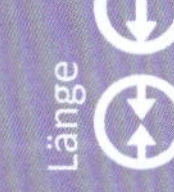

Tiefe
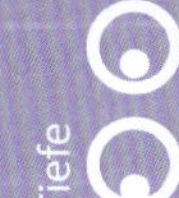

Geschwindigkeit
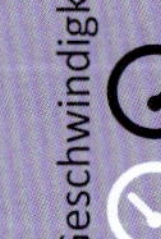

Rhythmus
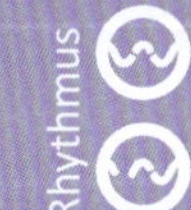
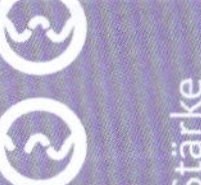

Stärke

Wandspannung
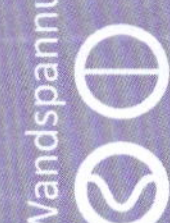

數脈 *shuòmài* – schneller Puls

Im modernen Chinesisch bedeutet *shuo* ›häufig‹, ›oft‹, ›schnell‹.

Analyse des Schriftzeichens 數 *shuò*

- Links: eine gefangene Frau
- Rechts: eine Hand, die einen Stab hält
- Gesamtzeichen: Vorstellung von Herrschaft, Autorität

Merkmale

Ein schneller Puls ist schneller als normal und durch mehr als fünf Herzschläge pro Atemzug definiert.

Ursachen

Die Geschwindigkeit ist eine Funktion des Yang-Qi, sodass der schnelle Puls die Folge eines Yang-Exzesses ist (in diesem Fall ist der Puls schnell und stark) oder aber eines Yin-Mangels (dann ist der Puls schnell und schwach).
Bei plötzlichem Blutverlust kann der Puls schnell und hohl werden.

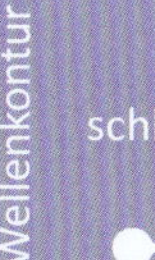

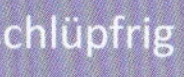

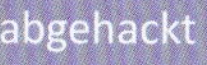

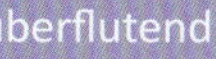

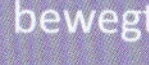

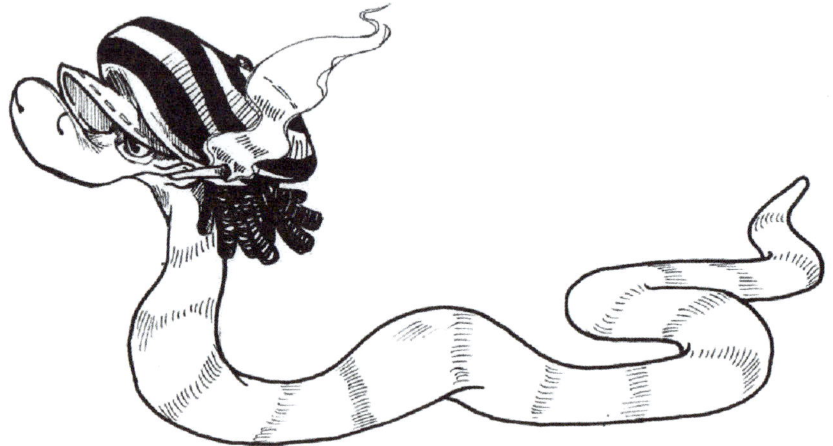

Normaler Puls

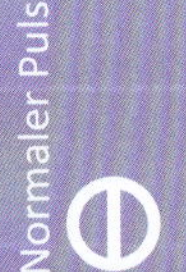

Breite

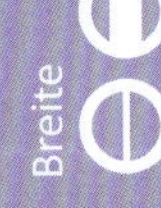

Länge

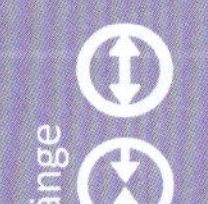

Tiefe

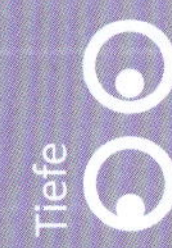

Geschwindigkeit

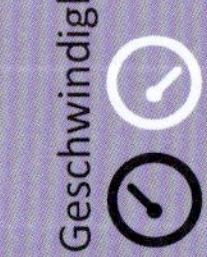

Rhythmus

Stärke

Wandspannung

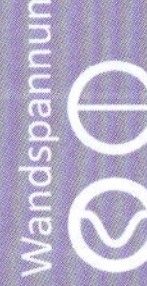

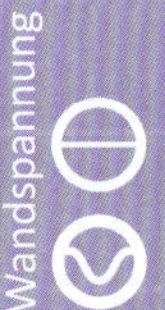

緩脈 *huǎnmài* – entspannter, moderater Puls

Analyse des Schriftzeichens 緩 *huǎn*

Besteht aus zwei Teilen.

- Links: Radikal für Seidenfaden
- Rechts: Gleichgewicht, Pause
- Gesamtzeichen: ein glatter, ausgeglichener Faden (oder Puls)

Merkmale/Ursachen

Viele Autoren fassen *huanmai* als physiologischen Puls auf. Sein chinesischer Name weist in die gleiche Richtung. Dennoch ist er meist als etwas langsamer und schlüpfriger als der normale Puls definiert. In diesem Fall kann er die Folge einer Qi-Schwäche und von Feuchtigkeit sein.

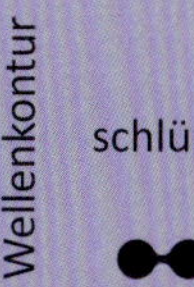

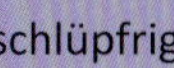

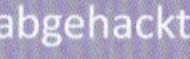

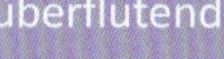

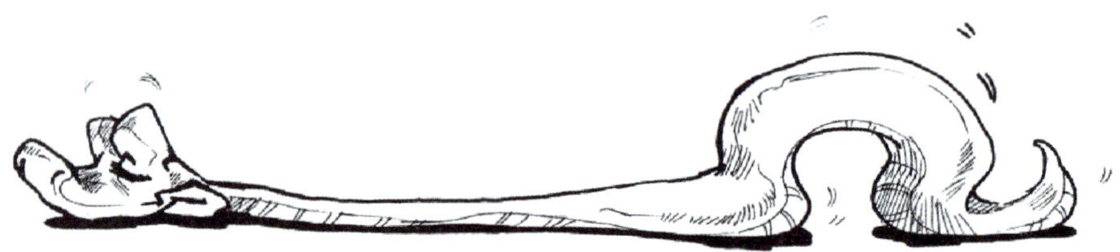

遲脈 *chímài* – langsamer Puls

Analyse des Schriftzeichens 遲 *chí*

Besteht aus zwei Teilen.

- Links: Radikal für ›Gehen‹
- Rechts: tibetisches Yak
- Gesamtzeichen: die langsame Gangart dieses großen Tieres

Merkmale

Der langsame Puls ist langsamer als normal und durch weniger als vier Herzschläge pro Atemzug definiert.

Ursachen

Die Geschwindigkeit ist eine Funktion des Yang-Qi, sodass eine Verlangsamung des Pulses einen Yang-Mangel anzeigt (in diesem Fall ist der Puls langsam und schwach) oder aber Kälte (dann ist er straff und langsam).

Wellenkontur

schlüpfrig

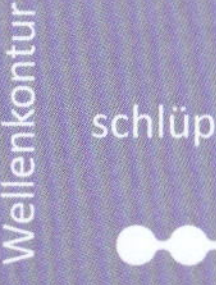

abgehackt

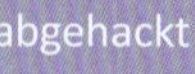

überflutend

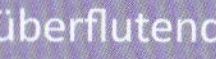

bewegt

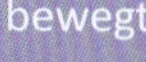

Pulsrhythmus

Der Rhythmus des Pulses spiegelt vor allem den Zustand des Herz-Qi wider und ist ein Beweis dafür, dass Shen im Puls vorhanden ist. Deshalb beeinflussen Vorgänge, die Shen stören (Schmerzen, Schreck), den Rhythmus. Bewegung ist eine Yang-Funktion, sodass Veränderungen im Rhythmus durch übermäßige Hitze und Kälte sowie durch Tumore und Ansammlungen verursacht sein können.

Regelmäßige Unterbrechungen im Rhythmus

Rhythmusstörungen oder Pausen im Rhythmus können regelmäßig sein, was bedeutet, dass bei einer Folge von Herzschlägen einige aussetzen.

Puls mit regelmäßiger Unterbrechung:

→ *daimai*

Unregelmäßige Unterbrechungen im Rhythmus

Pulse mit unregelmäßiger Unterbrechung können entweder schneller als normal sein (bei Yin-Mangel oder Yang-Exzess) oder langsamer als normal (bei Yang-Mangel oder Yin-Exzess). Die Geschwindigkeit ist ein Faktor, der eine Differenzierung unregelmäßig unterbrochener Pulse ermöglicht.

Pulse mit unregelmäßiger Unterbrechung:

➜ *cumai*

➜ *jiemai*

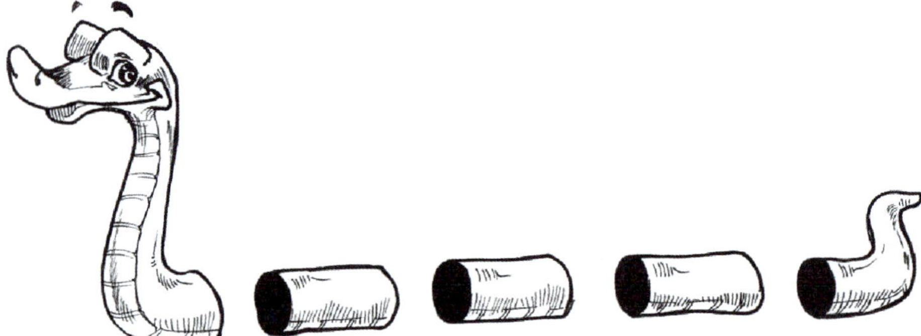

Normaler Puls 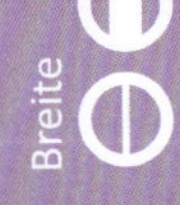
Breite 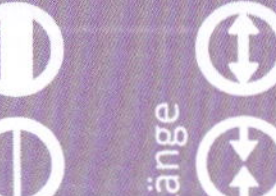
Länge 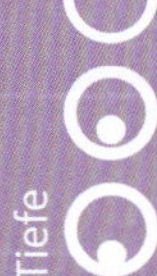
Tiefe 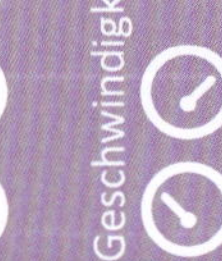 
Geschwindigkeit 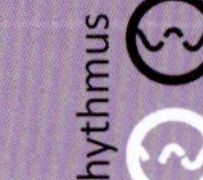 
Rhythmus
Stärke 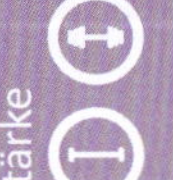
Wandspannung 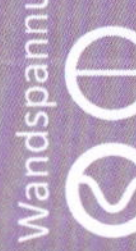 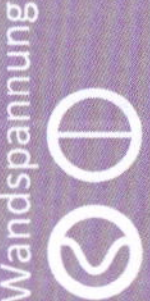

代脈 *dàimài* – intermittierender Puls

Analyse des Schriftzeichens 代 *dài*

Besteht aus zwei Teilen.

- Links: ein Mensch
- Rechts: eine Nadel, die zum Zählen von Dingen benutzt wurde
- Gesamtzeichen: Reihe, Folge, Abfolge; bezüglich des Pulses ein Problem mit der rhythmischen Abfolge der Herzschläge, Aussetzer in einer Pulssequenz

Merkmale

Der intermittierende Puls ist durch regelmäßige Lücken im Rhythmus definiert.

Ursachen

Der Rhythmus hängt mit dem Herz-Qi zusammen, sodass eine Herz-Qi-Schwäche, Yuan-Qi-Schwäche sowie eine Jing-Qi-Schwäche zu einem intermittierenden Puls führen.
Dieser Puls kann auch aufgrund starker Schmerzen und eines emotionalen Schocks, der Shen stört, sowie im Fall von Qi- und Blut-Stagnation auftreten.

Wellenkontur

schlüpfrig

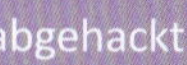

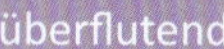

bewegt

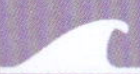

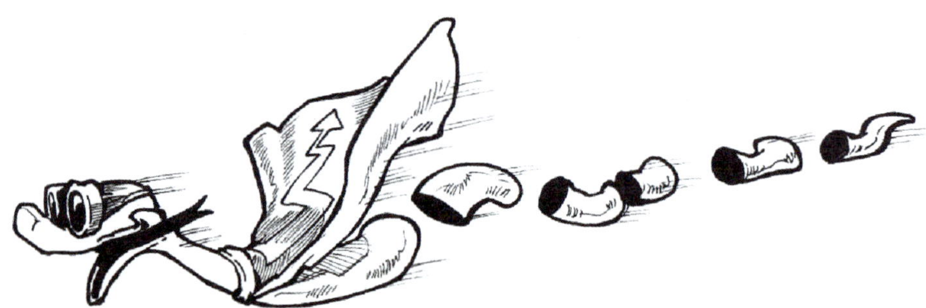

Normaler Puls 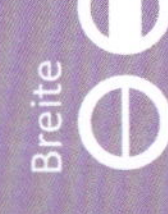

Breite 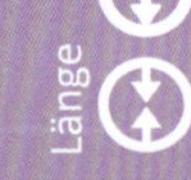

Länge 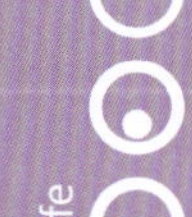

Tiefe 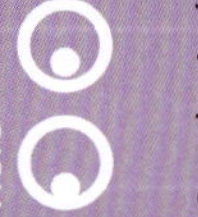 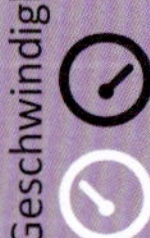

Geschwindigkeit 

Rhythmus 

Stärke 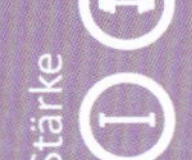

Wandspannung  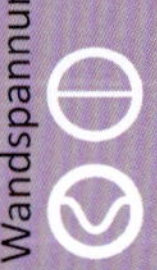

促脈 *cùmài* – hüpfender Puls

Analyse des Schriftzeichens 促 *cù*

Besteht aus zwei Teilen.

- Links: ein Mensch
- Rechts: ein Fuß
- Gesamtzeichen: ein sich beeilender Mensch, Hast

Merkmale

- unregelmäßige Lücken im Rhythmus
- erhöhte Geschwindigkeit

Ursachen

Dieser Puls kann aus einer Herz-Qi- und Blut-Erschöpfung oder aus einer Erschöpfung der Flüssigkeiten resultieren. Er kann auch die Folge einer Qi-Stagnation und dabei erzeugter Hitze sein, die den Puls beschleunigt.

Wellenkontur

schlüpfrig

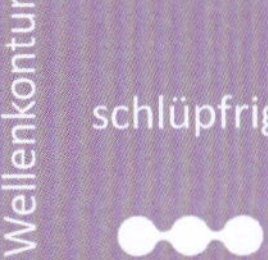

abgehackt

überflutend

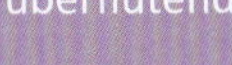

bewegt

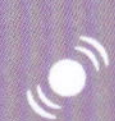

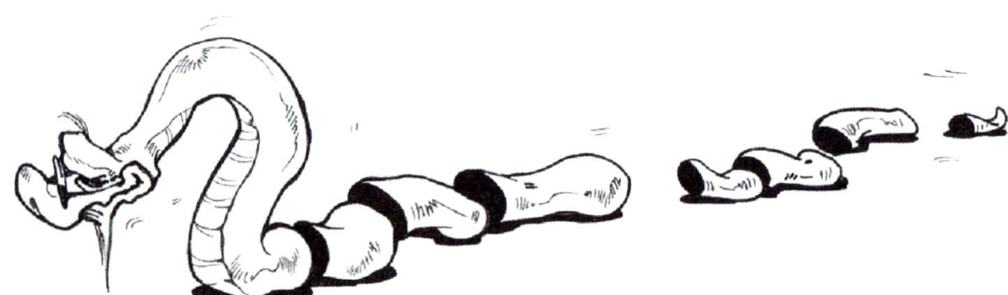

Normaler Puls 

Breite 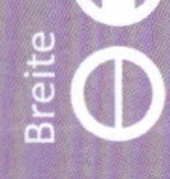

Länge 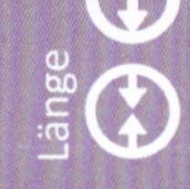

Tiefe 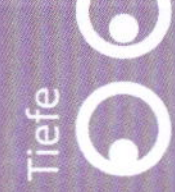

Geschwindigkeit 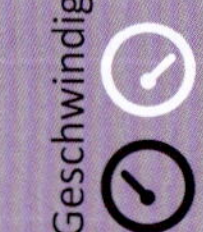

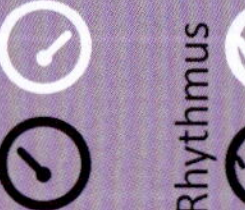

Rhythmus 

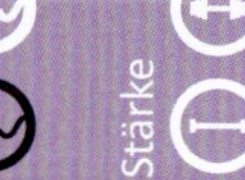

Stärke 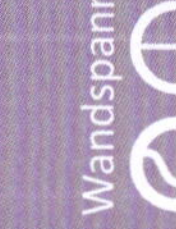

Wandspannung 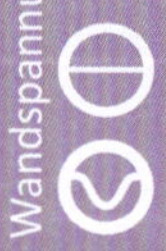

結脈 *jiémài* – knotiger Puls

Analyse des Schriftzeichens 結 *jié*

Besteht aus drei Teilen.

- Links: Radikal für Seidenfaden
- Rechts oben und unten: Freude, Glück, mit Heirat zusammenhängend
- Gesamtzeichen: glücklicher Knoten

Merkmale

- unregelmäßige Unterbrechungen
- langsamer als normal

Ursachen

Dieser Puls kann bei einer Yang-Qi- und Yuan-Qi-Schwäche auftreten. Auch Yin-Exzesse wie zum Beispiel Kälte oder Ansammlungen können den Puls verlangsamen und das Gefäß blockieren, sodass es zu einem unregelmäßigen Puls kommt.

Wellenkontur

schlüpfrig

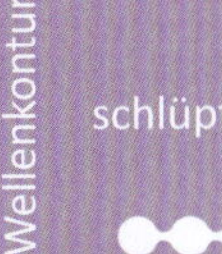

abgehackt

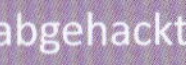

überflutend

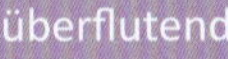

bewegt

Wellenkontur

Im Gegensatz zu den bisher besprochenen einfachen Parametern handelt es sich bei der Wellenkontur um eine Pulsqualität, die eine komplexe Gruppe von Tastbefunden beschreibt, welche den Blutfluss durch das Gefäß betreffen.

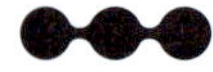

Wenn der Blutfluss als geschmeidige, rundliche Form, die sich durch ein Gefäß bewegt, getastet wird, nennt man den Puls schlüpfrig.

Ein heftiger Blutfluss führt zu einem rauen Puls.

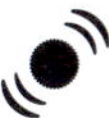

Wenn der Puls einer rotierenden Bohne gleicht (d. h. kurz, stark und schnell ist), wird der Puls als beweglich bezeichnet.

Die Form einer Welle, die mit voller Kraft auf einen Felsen trifft und sich geschwächt zurückzieht, ist als überflutender Puls definiert.

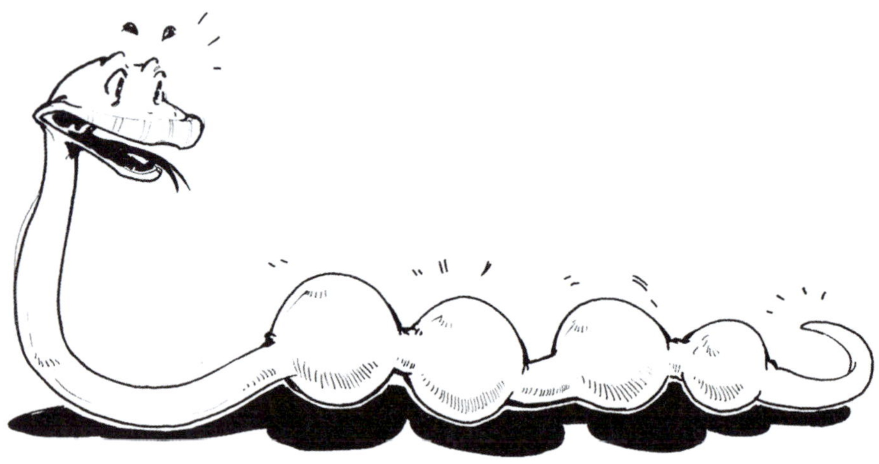

Normaler Puls

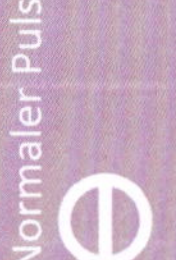

Breite

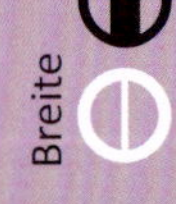

Länge

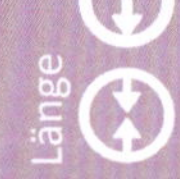

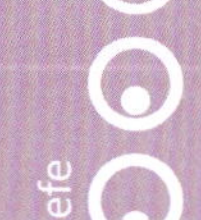

Tiefe

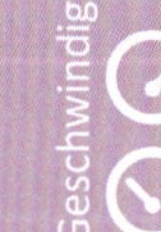

Geschwindigkeit

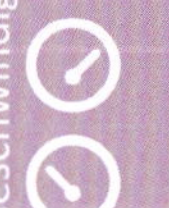

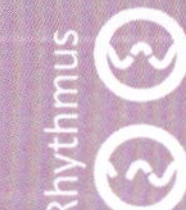

Rhythmus

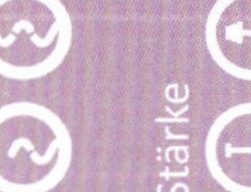

Stärke

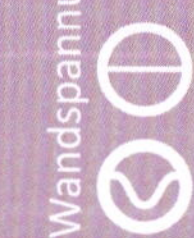

Wandspannung

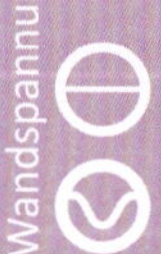

滑脈 *huámài* – schlüpfriger Puls

Analyse des Schriftzeichens 滑 *huá*

Besteht aus zwei Teilen.

- Links: verkürzte Form von 水 *shui* = Wasser
- Rechts: 骨 *gu* = Knochen
- Gesamtzeichen: etwas Glattes, Geschmeidiges, was sich auf den Charakter dieses Pulses übertragen lässt

Merkmale

In den Klassikern wird dieser Puls mit Perlen verglichen, die in einer Schale rollen. Das Gefühl dieses Pulses ähnelt einer rundlichen, recht weichen Form, die durch ein Gefäß treibt und es von innen ausweitet. Aus diesem Grund kann der Puls als breit gelten.

Ursachen

Wenn keine Krankheitszeichen vorliegen, kann der schlüpfrige Puls einen gesunden Zustand anzeigen. Eine spezifische Form dieses Pulses kann man bei schwangeren Frauen an der *Chi*-Position der linken Hand tasten.

Außerdem kann ein schlüpfriger Puls folgende Ursachen haben:

- Feuchtigkeit, darunter Nahrungsstagnation (die Form spiegelt eine Stagnation wider)
- Hitze (die Feuer-Energie weitet das Gefäß von innen)

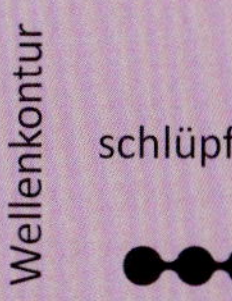

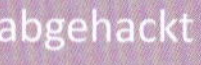

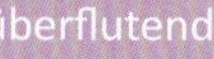

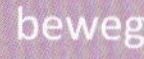

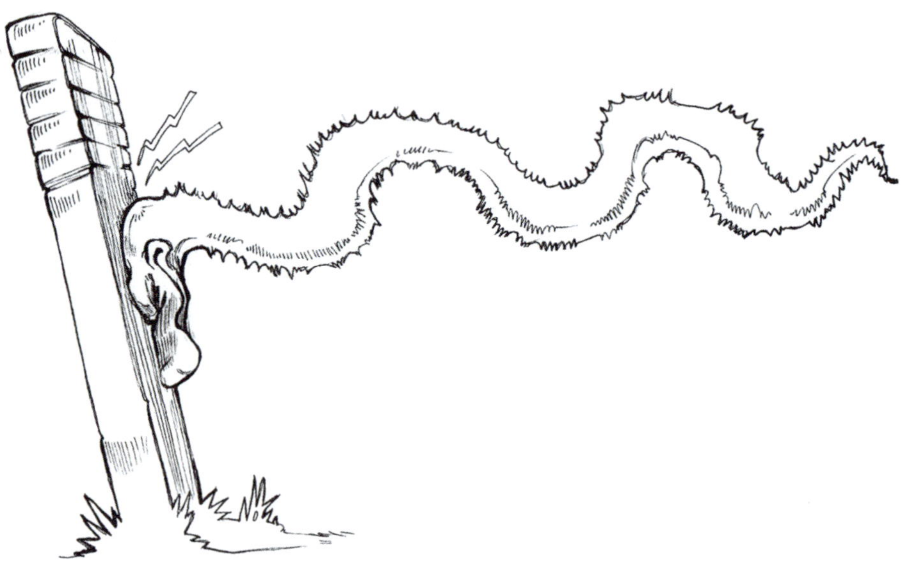

Normaler Puls
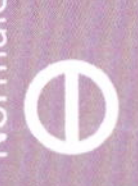

Breite
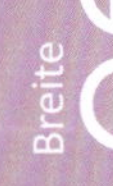

Länge
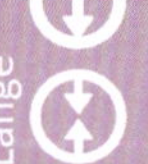
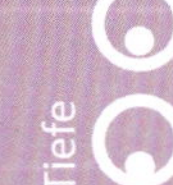

Tiefe
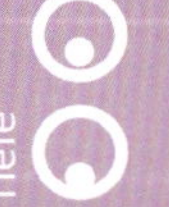

Geschwindigkeit

Rhythmus
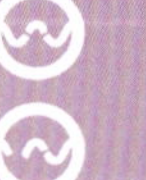
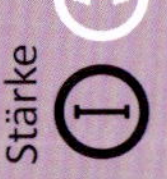

Stärke
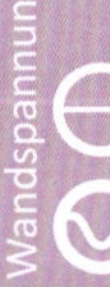

Wandspannung
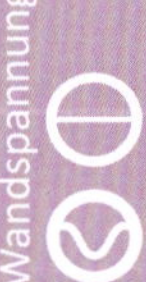

澀脈 *sèmài* – abgehackter, rauer Puls

Analyse des Schriftzeichens 澀 *sè*

Besteht aus fünf Teilen.

- Links: verkürzte Form von 水 *shui* = Wasser
- Oben (doppelt): scharfkantige Waffe, z. B. ein Messer
- Unten (doppelt): marschieren oder anhalten
- Oben und unten zusammen: eine raue oder unregelmäßige Oberfläche, die viele Schritte in verschiedene Richtungen erfordert
- Gesamtzeichen: Wasser spritzt in alle Richtungen, wenn es auf die scharfe Kante eines Messers trifft

Merkmale

Der abgehackte Puls ähnelt dem Befund während der Palpation einer arteriovenösen Fistel (etwa bei Dialyse-Patienten). Der Puls ›surrt‹ wie ein laufender Transformator.

Ursachen

Der abgehackte Puls weist auf einen heftigen Blutfluss hin und kann folgende Ursachen haben:

- Yin-Mangel (Blut-, Jinye- oder Jing-Mangel)
- Qi- und Blut-Stagnation
- Nahrungsstagnation oder Schleim

Wellenkontur

schlüpfrig abgehackt überflutend bewegt

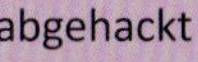
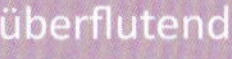

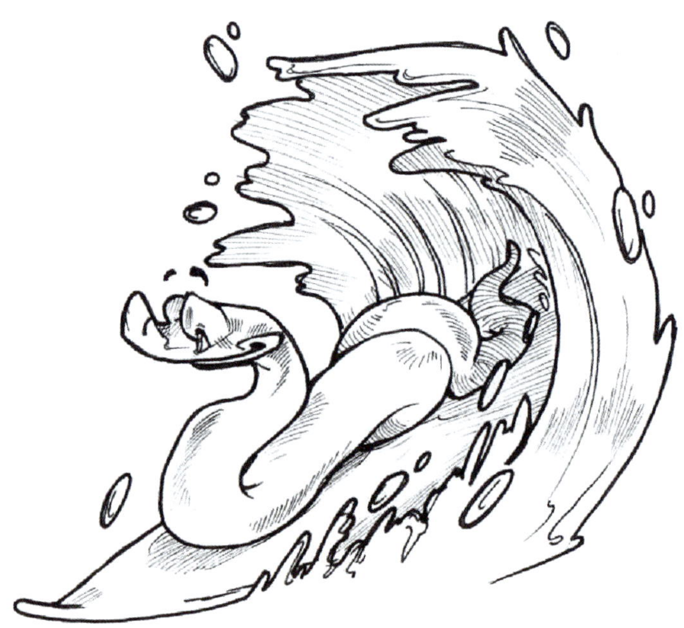

Normaler Puls 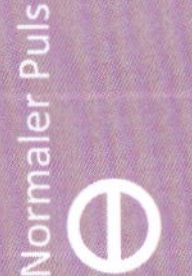

Breite 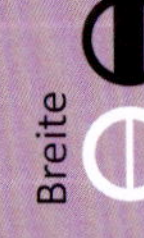

Länge 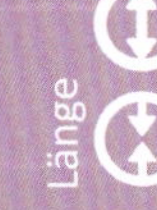

Tiefe 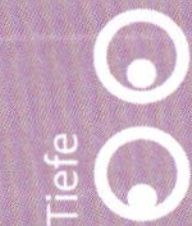 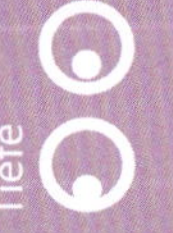

Geschwindigkeit 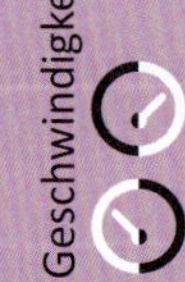 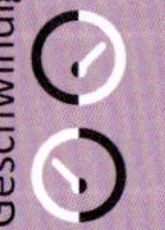

Rhythmus 

Stärke 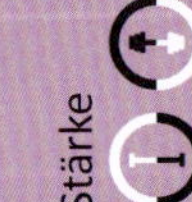

Wandspannung 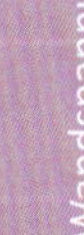 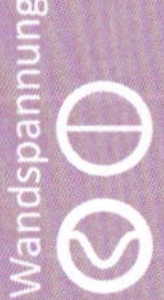

洪脈

hóngmài – aufwallender, überflutender Puls

Analyse des Schriftzeichens 洪 *hóng*

Besteht aus zwei Teilen.

- Links: verkürzte Form von 水 *shui* = Wasser
- Rechts: eine gemeinsam vollzogene Handlung
- Gesamtzeichen: Flut, große Wassermenge

Merkmale

- groß
- wellenförmig: kommt stark und geht geschwächt

Ursachen

Yangming ist reich an Blut und Qi. Ein Pathogen im Yangming führt zu starken, manifesten Symptomen. Eines der Symptome ist der aufwallende Puls.

Wellenkontur

schlüpfrig

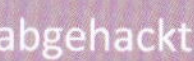

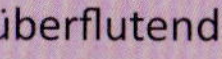

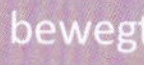

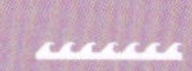

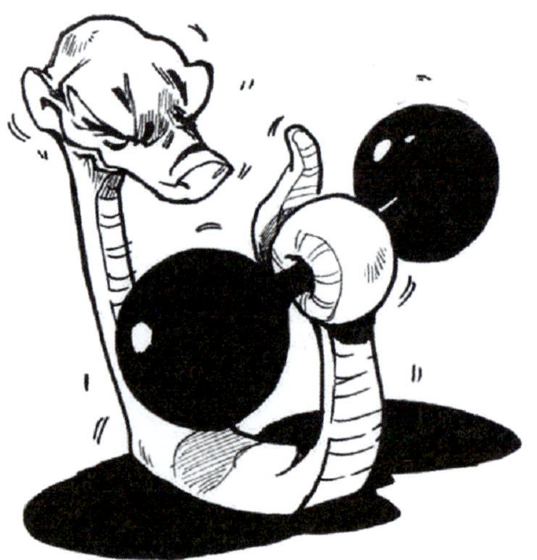

Normaler Puls

Breite

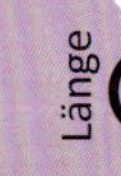
Länge
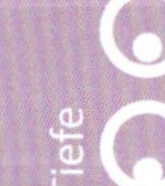
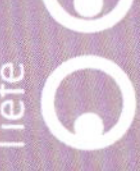
Tiefe
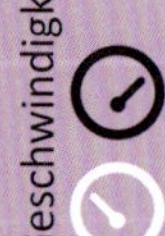

Geschwindigkeit
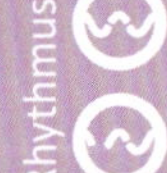

Rhythmus
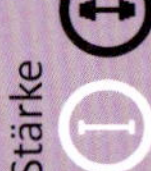
Stärke
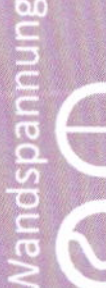
Wandspannung
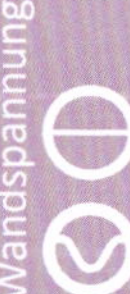

動脈 *dòngmài* – bewegter Puls

Analyse des Schriftzeichens 動 *dòng*

Besteht aus zwei Teilen.

- Links: ein Mensch, der etwas Schweres vom Boden hochhebt; ›schwer‹. Wird meist für eine unter großer Kraftanstrengung wiederholte Handlung benutzt.
- Rechts: gespannte Sehne
- Gesamtzeichen: eine ggf. wiederholte Bewegung, die mit großer Anstrengung verbunden ist

Merkmale

Der bewegte Puls wird meist mit einer rotierenden Bohne verglichen und hat folgende Merkmale:

- kurz
- stark
- schnell

Ursachen

Der bewegte Puls kann folgende Ursachen haben:

- Hitze
- Trauma
- Schmerzen
- Schreck

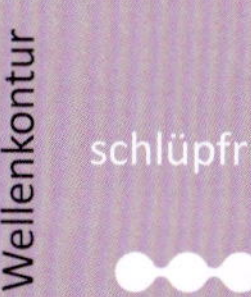

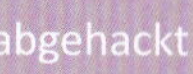

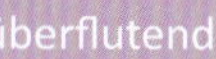

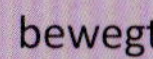

Alle Pulse in der Übersicht

↓	Icon	Pulse Bild	Zeichen	Name (*Pinyin* – Übersetzung)
Breite		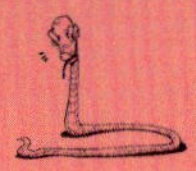	細脈	*xìmài* – dünner, fadenförmiger Puls
Tiefe	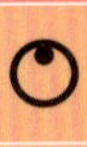	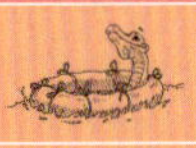	浮脈	*fúmài* – oberflächlicher Puls
		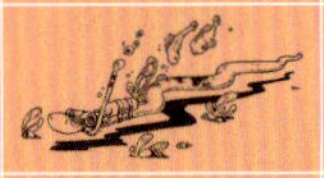	沉脈	*chénmài* – tiefer Puls
		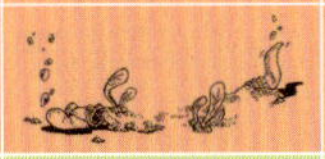	伏脈	*fúmài* – verborgener Puls
Länge		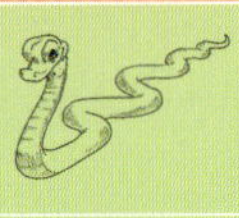	長脈	*chángmài* – langer Puls
	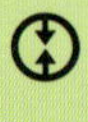	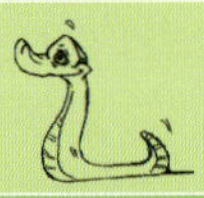	短脈	*duǎnmài* – kurzer Puls
Stärke	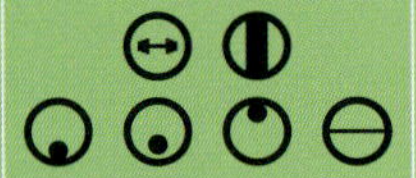	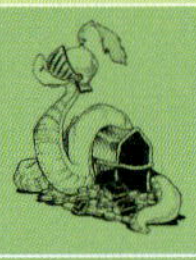	實脈	*shímài* – voller Puls
	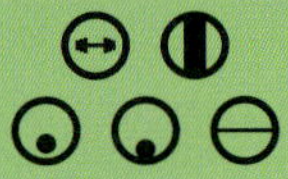	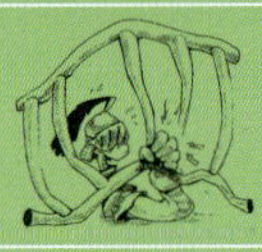	牢脈	*láomài* – eingepferchter Puls
	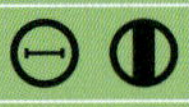	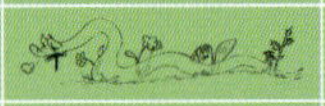	虛脈	*xūmài* – leerer Puls
	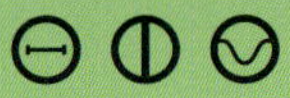	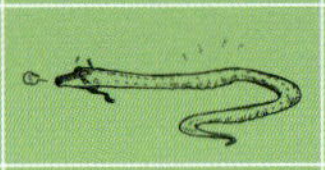	微脈	*wēimài* – verschwindender Puls
	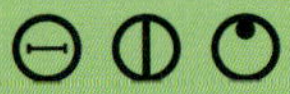	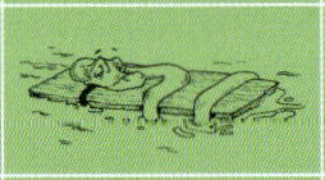	濡脈	*rúmài* – durchnässter Puls
	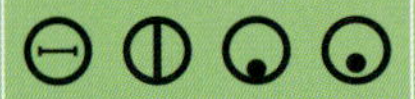	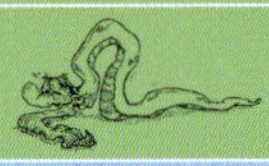	弱脈	*ruòmài* – schwacher Puls
Spannung		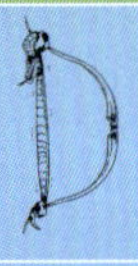	弦脈	*xiánmài* – drahtiger (saitenförmiger) Puls
	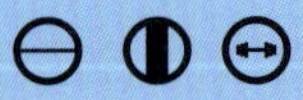	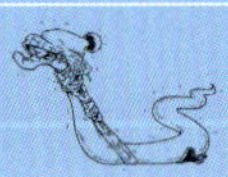	緊脈	*jǐnmài* – straffer Puls

↓	Icon	Pulse Bild	Zeichen	Name (*Pinyin* – Übersetzung)
Spannung	↑	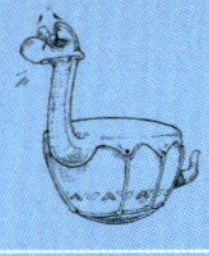	革脈	*gémài* – Trommelpuls
		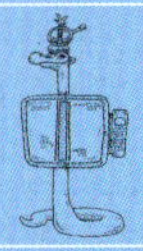	芤脈	*kōumài* – hohler Puls, Schalottenpuls
		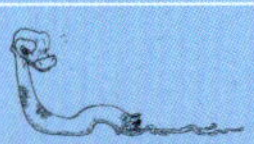	散脈	*sănmài* – verstreuter Puls
Geschwin-digkeit	↑	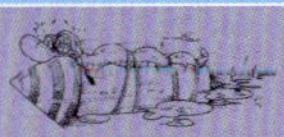	疾脈	*jímài* – rasender Puls
		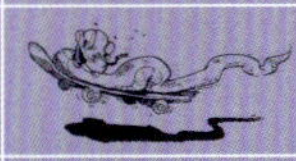	數脈	*shuòmài* – schneller Puls
	schlüpfrig	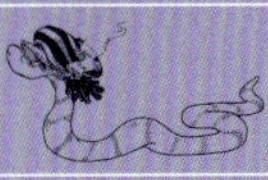	緩脈	*huănmài* – entspannter, moderater Puls
		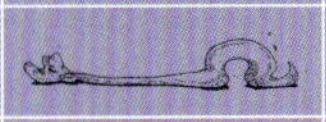	遲脈	*chímài* – langsamer Puls
Rhythmus		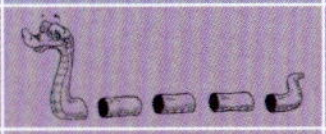	代脈	*dàimài* – intermittierender Puls
		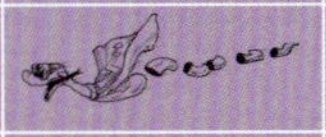	促脈	*cùmài* – hüpfender Puls
		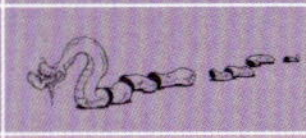	結脈	*jiémài* – knotiger Puls
Wellen-kontur	schlüpfrig	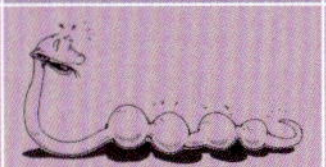	滑脈	*huámài* – schlüpfriger Puls
	abgehackt, rau	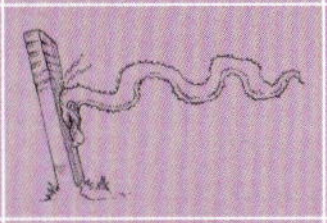	澀脈	*sèmài* – abgehackter, rauer Puls
	überflutend und und	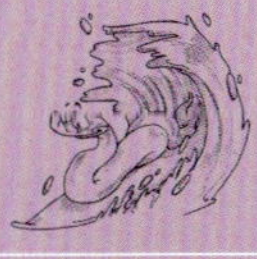	洪脈	*hóngmài* – aufwallender, überflutender Puls
	bewegt	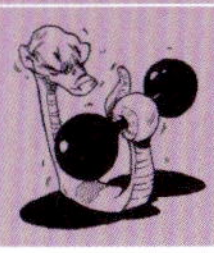	動脈	*dòngmài* – bewegter Puls

Diese Übersicht ist auch als Poster erhältlich: www.kiener-verlag.de

Quellen zu den Erläuterungen der chinesischen Schriftzeichen

Zum Zeitpunkt des Erscheinens dieses Buches aktive Internetseiten:
www.chinese-characters.org
www.rtega.be/chmn/
www.chineseetymology.org, https://hanziyuan.net/

Literatur:

Li Leyi, Tracing the roots of Chinese characters: 500 cases, Beijing 1993

Register

G

H

I, J

K

L

M

N

O

P

Q

R

S

T

U

V

W

X

Y

Qigong ist für jeden erlernbar – ein Übungsbuch!

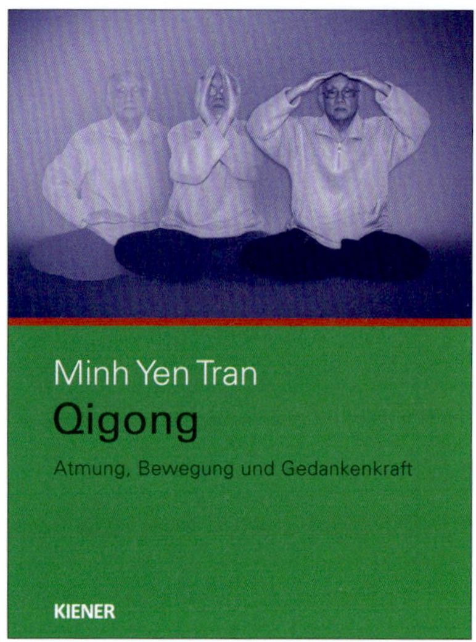

„Ein wirkliches Praxisbuch, für all diejenigen, die Qigong erfahren wollen!"

Christoph Stumpe, Tuina-Therapeut

200 Seiten (DIN A 4)
ca. 800 Abbildungen

ISBN 978-3-943324-01-3

Die Übungen in diesem Buch gehen auf die jahrzehntelange Erfahrung des Autors mit Qigong und seiner Arbeit als Qigong-Lehrer zurück. Sie wurden in Form, Ausführungsmodalität und Bewegungstechnik im Lauf der Zeit verfeinert und weiterentwickelt. Anregung dafür waren die Berichte und Kommentare seiner Qigong-Schüler über ihre eigene positive energetische Entwicklung und die körperlichen Reaktionen, die sie bei der Ausübung der Lektionen an sich beobachten konnten.

Mit diesem Buch kann jeder – jung oder alt – Qigong leicht lernen. Alle Übungen sind klar beschrieben und durch die zahlreichen Abbildungen für jedermann leicht nachvollziehbar. Sie können allein zu Hause oder auch in der Gruppe ausgeführt werden.

„Qigong muss man erleben. Es reicht nicht aus, die Theorie zu beherzigen. Man soll die Übungen regelmäßig durchführen, um persönliche Erfahrungen im Umgang mit dem eigenen Qi zu machen. Dafür braucht man Zeit und Geduld. Der Übende soll mit der leichtesten Qigong-Lektion anfangen, bevor er zu schwierigeren Lektionen übergeht." (Minh Yen Tran)

Das Buch von Minh Yen Tran ist eines der wenigen Qigong-Bücher, die es dem Leser ermöglichen, einfach und umfassend eine medzinische Qigong-Form zu erlernen! Der gut strukturierte Übungsaufbau motiviert dazu, die Qigong-Übungen auszuprobieren und ihre Wirkungen zu erfahren. Tran führt den Leser mit Hilfe umfangreicher Bilderserien systematisch durch die Übung und verzichtet dabei auf übertriebene Beschreibungen und unnötige Informationen.

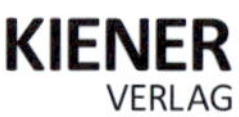

www.kiener-verlag.de

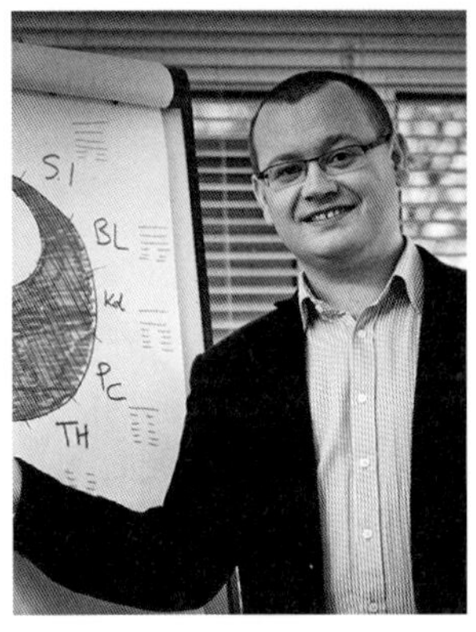

Bartosz Chmielnicki ist Arzt und arbeitet seit 2004 mit Akupunktur. Zusammen mit Dr. Michal Richter gründete er ein Zentrum für Naturheilverfahren – Compleo and Silesian Academy of Acupuncture – Compleo. Er ist Co-Autor des Curriculums für die Grundausbildung in Akupunktur für Ärzte in Polen.

Er war Präsident des „Silesian Chapter", eines Verbandes der schlesischen technischen Universität, von 2007–2009 Vorstandsmitglied des polnischen Akupunkturverbandes, und von 2010–2014 Präsident der Gesellschaft für klassische Akupunktur.

Er arbeitet als Akupunkteur bei Compleo in Katowice und kooperiert mit der Schmerzambulanz der Klinik in Tychy. Er teilt sein Wissen und seine Erfahrung gern mit Kollegen und organisiert Grundkurse und Weiterbildungskurse bei der schlesischen Akademie für Akupunktur, Compleo.

Er hält auch Seminare über Akupunktur, nimmt an postgraduierten Studien über Schmerzmanagement für Ärzte teil, die vom Colledium Medicum der Jagiellonischen Universitäten in Krakau organisiert werden. Er ist anerkannter Lehrer in anderen Ländern und gibt Kurse und Vorlesungen auf Kongressen und Konferenzen in Polen, Tschechien, Israel und Deutschland – so auch beim TCM-Kongress in Rothenburg o.d.T.

Er ist Autor von Artikeln, Buchkapiteln, Postern und einem Buch zum Thema Pulsdiagnose. Er arbeitet zusammen mit Dr. Yair Maimon und Rani Ayal an einem Projekt über den klinischen Einsatz von Akupunkturpunkten.